专家教您看懂医学影像检查结果

主编 张帆 赵梅莘 郭炜

副主编 赵博 侯小艳 王慧慧 邱敏

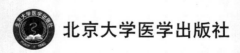

北京大学医学出版社

ZHUANJIA JIAO NIN KANDONG YIXUE YINGXIANG JIANCHA JIEGUO

图书在版编目（CIP）数据

专家教您看懂医学影像检查结果 / 张帆，赵梅莘，
郭炜主编. -- 北京 ：北京大学医学出版社，2025．2.
ISBN 978-7-5659-3381-3

Ⅰ．R445

中国国家版本馆 CIP 数据核字第 2025HW1749 号

专家教您看懂医学影像检查结果

主　　编：张　帆　赵梅莘　郭　炜

出版发行：北京大学医学出版社

地　　址：（100191）北京市海淀区学院路 38 号　北京大学医学部院内

电　　话：发行部 010-82802230；图书邮购 010-82802495

网　　址：http://www.pumpress.com.cn

E-mail：booksale@bjmu.edu.cn

印　　刷：北京溢漾印刷有限公司

经　　销：新华书店

责任编辑：冯智勇　　责任校对：靳新强　　责任印制：李　啸

开　　本：787 mm × 1092 mm　1/16　印张：12　字数：247 千字

版　　次：2025 年 2 月第 1 版　2025 年 2 月第 1 次印刷

书　　号：ISBN 978-7-5659-3381-3

定　　价：58.00 元

本书由
北京大学医学出版基金资助出版

编者名单

主　编　张　帆　赵梅莘　郭　炜

副主编　赵　博　侯小艳　王慧慧　邱　敏

编　者（按姓氏汉语拼音排序）

包　丹　首都医科大学附属北京天坛医院放射科

郭丽娟　北京大学第三医院妇产科

郭　炜　北京大学第三医院放射科

侯小艳　北京大学第三医院核医学科

李秋钰　北京大学第三医院呼吸与危重症医学科

林　华　广西壮族自治区人民医院放射科

马衍鹏　北京大学第三医院普通外科

邱　敏　北京大学第三医院泌尿外科

王慧慧　首都医科大学附属北京朝阳医院放射科

王　蒙　北京大学第三医院核医学科

王娜娜　北京市海淀医院放射科

魏　慧　北京大学第三医院风湿免疫科

杨诗源　北京大学第三医院超声医学科

曾飘娥　北京大学第三医院放射科

张安南　北京大学第三医院核医学科

张　帆　北京大学第三医院超声医学科

张　娅　中国医学科学院肿瘤医院深圳医院放射诊断科

赵　博　北京大学第三医院超声医学科

赵梅莘　北京大学第三医院核医学科

郑作锋　清华大学附属垂杨柳医院放射科

俎　明　北京大学第三医院消化科

近年来，社会大众对健康问题愈加关注，直接参与自身医疗与健康管理的积极性也越来越高。影像检查是疾病筛查和诊断的前沿阵地，影像报告却是常给患者带来紧张焦虑情绪的医疗文书之一。几行乃至几十行字，充斥着让人头晕目眩的专业术语，哪怕寥寥几个字眼，如"结节""异常"，就足以让患者提心吊胆，继而求助于网络。然而在网络上搜索到的信息却是鱼龙混杂，通常不能解决问题，有时甚至会加剧患者的无端焦虑。而医疗资源的相对紧缺又难以让大部分患者在第一时间挂上号，就诊于对应科室，获得专业的解答。老百姓面对各种天书一般的影像报告，越看不懂越想看，越看不懂越着急。社会需要一本指导公众正确解读自身影像报告的科普书籍，而本书的诞生正是源于这个社会需求。

本书由放射科、超声医学科、核医学科的影像学专家共同发起，联合多个相关临床科室的高年资医师合作完成。针对患者拿到影像报告后产生的"为什么要做这项检查""这是什么意思""我该怎么办""应该看哪个科"等常见问题，本书进行了浅显易懂的解答。全书分为放射篇、超声篇、核医学篇三篇，用通俗易懂的语言解读三大影像科室常见的检查报告，内容涵盖头颅、胸部、骨骼、甲状腺、乳腺等全身常见部位，解答患者发现各种"结节""异常"的困惑，让老百姓理性对待影像报告，并在有必要时正确选择后续就诊的临床科室，减少"乱吃药、挂错号"的现象，推进患者理智、有效地管理自己的健康和医疗问题。

需要说明的是，对比其他科普读物，本书有一个很明显的特点——医学影像插图很少。这并不是编者在偷懒，作为一本指导老百姓如何看懂影像报告的科普读物，我们就是要消除这种认识误区。我们不建议患者通过自学，试图去看懂自己的医学图像。本书中的图像主要是作为检查项目的图像示例，而不是教读者怎样判读。医学图像远比患者想象得复杂，相似的图像背后有很多种疾病信息，同一种疾病的影像表现也千变万化。非专业人士通过短暂学习网络上的碎片化信息，就试图去辨识自己前两天刚拍的片子，百分之九十九会看错，轻者带来不必要的焦虑，自寻烦恼，严重时，患者可能会因此选错下一步的医疗方案。我们教的就是看"字"，让患者面对自己的影像报告，搞明白以下三点：首先，有没有需要治的病或者需要关注的问题？其次，拿了这个报告还需不需要去医院找医生，需不需要马上去医院，甚至是当天就去看急诊？最后，如果需要去医院看，应该挂哪个科的号？上述几个问题看起来简单得不值一提，但大部分患者都卡在了这一步。

本书是一本科普读物，也许算不上一本有趣的书，但我们希望实现这样的目的——

您刚把自己的影像检查报告拿到手，可能略带焦虑地翻开了这本书。

……然后您就踏实了。

张 帆 赵梅莘 郭 炜

目录

第一篇　放射篇

第二篇　超声篇

第三篇 核医学篇

第一篇

放射篇

第一章
看放射报告之前，您需要知道的

第一节 密度、信号是什么意思，都是些什么检查呢？

"医生，我的检查报告里，有些是密度异常，有些是信号异常，我到底做了几种检查呢？多做检查对我有危害吗？"经常有患者拿着放射检查结果去放射科咨询。要弄明白这个问题，首先要了解放射科常做的检查。通常，放射科诊断方面的检查包括 X 线检查、计算机断层扫描（computed tomography，CT）检查和磁共振成像（magnetic resonance imaging，MRI）检查。

其中，X 线检查和 CT 检查是利用 X 线成像。X 线和 CT 的图像用不同的黑白度来反映人体组织对 X 线的吸收程度，以此来反映人体组织结构的真实图像（图 1-1、图 1-2）。X 线图像是所投照部位所有组织结构的重叠影像，CT 的图像可以理解为将人体结构以一定的厚度剖开的断层图像，看看里面长什么样子。磁共振成像通常也称为核磁检查，这里的"核"指的是原子核，大家不要谈"核"色变，这个可不是核辐射。目前磁共振成像主要用的是氢原子，我们人体内的氢原子在强磁场的驱动下，会释放出一个信号，然后被特殊的线圈捕捉到，最后通过计算机处理形成图像（图 1-3）。

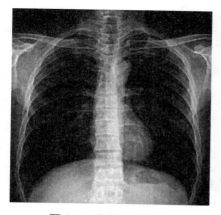

图 1-1 胸部 X 线图像

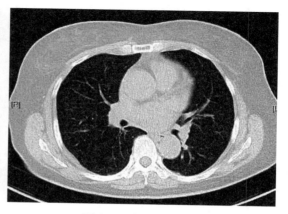

图 1-2 胸部 CT 图像

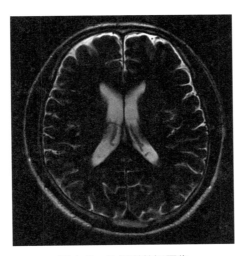

图 1-3　头颅磁共振图像

X 线和 CT 报告上的表述是"密度"，用密度的高低来区别组织，CT 报告中还使用一个专用名词 CT 值来反映密度的高低，高密度影在图像上是白色的，低密度影在图像上是灰色或黑色的。磁共振报告上的表述是"信号"，用不同的信号来区别组织。磁共振有很多参数，主要有 T1 加权成像和 T2 加权成像，诊断疾病要 T1 成像和 T2 成像联合起来看，大多数疾病 T1 像上是低信号，图像上表现为灰色或黑色；含水多的疾病 T2 像上信号会高，在图像上是白色。密度或信号的变化在一定程度上能够反映病变的特点，与疾病良恶性没有直接的关系，需要视病变类型综合分析而定。

第二节　放射检查对人体有害吗？

经常有患者在检查前紧张地问："医生，我前几天刚拍过 X 线片子，今天又做 CT，这些检查对身体有害吗？"大家非常关心放射科检查的辐射问题。这个时候，放射科医生会根据患者的检查项目给予必要的解释。X 线检查和 CT 检查会有一定的辐射性，但都在安全剂量范围内，一般不会对人体产生危害。

我国放射防护标准中规定，放射工作人员每年辐射剂量限值是 50 mSv（毫西弗）。做一次胸片的辐射剂量约为 0.1 mSv，做一次胸部 CT 检查的辐射剂量约为 3 mSv。或许大家对这个数字没有概念，我们可以举个例子。经联合国原子辐射效应科学委员会计算，坐一次 10 个小时的飞机受到的电离辐射剂量约为 0.03 mSv。因此，做一次胸片检查，相当于累积坐 33 小时的飞机所接受的辐射剂量。其实，生活在地球上的人类每时每刻都在接受各种辐射，这种因天然存在的辐射源而产生的照射称为"天然辐射"，包括宇宙射线、地球本身存在的天然放射性核素发出的射线以及包含在食物中的各种天然存在的放射性核素。据统计，中国居民每年所接受的天然辐射剂量约为 2.3 mSv，近似于做一次胸部 CT 检查的辐射剂量。因此，X 线检查是相对比较安全的，大家不用过于担心。但对于辐射敏感的孕妇和儿童，除非病情紧急需要，通常不建议做 X 线检查。至于磁共振检查，大家大可放心，一定没有辐射！

第三节　放射科可以进行哪些方面的检查？

放射检查可以说是患者来医院看病几乎都会接触到的影像学检查方法，但您了解放射科都能进行哪些方面的检查吗？可以这么说，放射科的检查从头到脚都可以做，但什么部位、什么样的病种选择做什么检查，患者大多都不清楚，选对适合您的检查这可是个大学问。

例如，对于肺结节的检查，如果是磨玻璃密度结节，不论结节多大，胸部 X 线检查都是看不到的，这个检查没有意义，一定要选择胸部 CT 检查。对于乳腺结节，中国女性致密乳腺多，年轻人尤其 40 岁以下者体检建议首选超声检查，这个时候您选择乳腺钼靶检查的话大概率会看不到结节。参加体育运动后，膝关节非常疼痛，医生检查后怀疑半月板损伤，这个时候您得做磁共振检查才能观察到半月板的情况。肝脏、胆道系统及胰腺的问题，选择磁共振检查最优，有些情况为了更好地判断病变性质还需要做增强检查。增强检查是把对比剂通过血管注入体内，可以更好地观察病变的血供情况。磁共振检查没有辐射，对孕妇特别友好，孕妇的妇科疾病检查可以选择磁共振。此外，对于心血管疾病的检查，患者如果不愿做有创检查，可以选择 CT 血管成像（即 CTA，computed tomography angiography）检查替代。

有关放射检查涉及的问题非常多，在此就不一一列举了，在接下来的章节会按不同系统分别给大家解答。

第四节　做放射检查前要做哪些准备？

在进行放射检查之前，了解一些基本的准备工作可以帮助您更加顺利地完成检查。在进行检查前，请您参照以下步骤准备。

1. 仔细阅读检查申请单及注意事项

您需要核对检查项目和内容是否正确，放射科检查设备多，楼层分布不一样，需要提前熟悉检查地点，避免耽误检查。

2. 着装要求

为了方便检查，建议您根据检查项目，穿着合适的衣物。这样不仅可以节省时间，还能让您在检查过程中感到更加舒适。如进行磁共振检查，需要提前去除身上的首饰、带金属的内衣，保管好您的手机、银行卡，贴的膏药要提前去除，有手术金属植入的情况需要提前向医生咨询是否可以做磁共振检查。

3. 空腹或饮水

腹部 CT 或磁共振检查通常要求空腹，以避免进食导致的胃肠道气体过多影响检查效果。如检查的器官包括胆囊，那更应该严格空腹，即空腹 8 小时以上，胆囊充盈起来才看得更清楚，而一旦吃了东西，胆囊就会萎缩甚至看不清。胃的检查则需要适量饮水，让胃腔充盈起来，这样胃展开了才能准确判断胃壁厚不厚。

4. 携带既往诊疗及影像检查资料

如果您之前进行过相关的检查或治疗，携带这些医疗资料可以帮助医生更好地了解您的既往病史，医生通过对比既往的影像检查资料，可以更好地判断疾病的变化过程，这对明确诊断是非常重要的。

不同的放射检查有不一样的要求，提前熟悉您所要做的检查，做到心中有数，保持放松和积极的态度，检查过程中您只要遵循医生的指示就行了。

第五节　放射报告怎么读？

很多朋友在拿到放射检查报告的时候，都特别想第一时间知道自己有什么问题，哪些信息需要引起重视？这里简单介绍一下。

以磁共振报告为例（图1-4），医院出具的诊断报告通常分为三部分，呈从上到下排列。最上面的一部分是患者信息、临床诊断、检查部位等信息，您可以先简单核对一下这部分信息，确认拿到的是您自己的报告。接下来建议您先看最后一部分，这是您最关心的部分：诊断结论。这一部分会对异常的结果做一个汇总，并给出明确或倾向性的诊断，比如"肝囊肿""左肺上叶结节，考虑癌可能大""左肾占位，考虑错构瘤可能"等；有时候考虑到患者的感受，对于一些疾病会采用英文缩写描述，比如常见的、大家都不愿接受的癌症，报告里会出现 Ca 的字眼（来自癌的英文，cancer）；如果是正常结果，也会给出"……未见明显异常"这一类的结论。当您知道了结论，还想知道更多细节的时候，比如"我的肺结节到底有多大"，就可以去看中间那部分，这里详细描述了各个检查器官及病变的特征，比如病灶的大小、位置、形态等。

　　总而言之，拿到了检查报告，您首先要确认一下自己的信息是否有误，然后看一下最后的结论，基本上对这次检查的结果就心中有数啦。

MRI 诊断报告单

| 姓名： | 性别： | 年龄： | 患者编号： |
| 病历号： | 科室：泌尿外科 | 床号： | 检查时间： |

上腹部磁共振成像

所见：

肝脏大小、形态及叶间比例未见明显异常；肝内可见多发类圆形长 T1 长 T2 信号影，大者位于肝 S3，大小约 0.8cm，边界清楚；余肝实质未见明显异常信号影。

胆囊大小、形态尚可，壁未见明显增厚，腔内未见明显异常信号影。肝内、外胆管未见明显扩张及异常信号灶。

胰腺大小、形态未见明显异常，实质未见异常信号灶。

脾脏体积、形态未见明显异常，实质未见异常信号影。

双侧肾脏形态、大小及实质未见明显异常；双侧集合系统未见明显扩张及异常信号灶；肾门及肾周脂肪间隙清晰。

左侧肾上腺外侧肢可见椭圆形结节，大小约 2.0×1.1cm，边界尚清，T1WI 呈低信号，T2WI 压脂呈低信号；余双侧肾上腺信号均匀，未见局限性增粗及结节状改变。

腹腔及腹膜后未见明确肿大淋巴结。

腹腔内未见明显积液。

诊断：

肝多发小囊肿；

左侧肾上腺腺瘤。

报告医生：　　　　　　　　　审核医生：

报告时间：

图1-4　磁共振报告示例

第六节 我的病变长大了吗——放射测量的大小怎么看？

经常有患者拿着自己的报告焦急地问医生：去年我的肺结节 1.0 厘米，今年 1.2 厘米啦，是不是长大了很多？放射检查是最常用的评估疾病变化及治疗效果的影像检查方法。每次报告里测量的数值有变化的时候，患者通常会很焦虑。那么，究竟应该如何看待检查的测量值呢？

首先，注意测量的单位要统一，有的医院使用厘米（cm）作为单位，有的使用毫米（mm）作为单位，比较时我们得把单位换算成一致的。比如肺结节的 CT 检查是断面成像，一个方位无法真实地反映结节的特点，通常需要从多个方向观察。在不同的方向测量，测量值会存在差异。所以，1.0 cm（厘米）和 1.2 cm 的肺结节不能算大小有显著差异，但如果结节从 1.0 cm 长到了 2.0 cm，那一定是长大啦。

其次，医生的经验判断非常重要，患者的检查可能涉及多家医院，不同的检查设备以及不同年资的医生，可能得出不一致的结论，这个时候最可靠的办法就是找放射科医师重新对比阅片。

（郭　炜）

第二章

神经影像

第一节 报告里的"异常信号""异常密度""钙化""占位"

"医生，我这报告里写的'异常信号'是什么意思？是不是很严重？"我们常听到患者或亲戚朋友拿着报告单发出这样的疑问，类似地，也会有对于报告单中"异常密度"的疑问。CT或磁共振报告中提到的"异常密度"或"异常信号"通常表明被检查区域的组织结构、成分或功能发生了某种变化。这些变化可能是急性的，如炎症、出血或梗死；也可能是慢性的，如肿瘤、退行性病变或代谢性疾病。在磁共振图像中，异常信号可能表现为高信号（亮区）或低信号（暗区），而在CT图像中则可能表现为高密度影（白色区域）或低密度影（黑色或灰色区域）。异常信号或密度的范围和位置是评估其严重程度的重要因素。范围广泛、位置关键（如脑干、基底节等）的异常信号或密度通常更严重。患者是否出现明显的神经功能异常（如肢体麻木、语言障碍、意识障碍等）也是评估异常信号或密度严重程度的重要指标。了解异常密度或信号的具体病因对于评估其严重程度和制订治疗方案至关重要。面对影像学报告中的异常密度或信号，患者不必过度恐慌，但也不能忽视这一信息，应该及时咨询专业医生进行解读和评估，根据医生的建议进行必要的检查以明确异常密度或信号的原因。

CT报告里经常会看到"钙化"的字眼，钙化的性质和发生部位有关，有些是良性的改变，有些可能提示代谢性的疾病。比如报告里提到大脑镰钙化，指的是脑膜钙化，不需要特殊处理，和临床症状没有关系。此外还有一些生理性的钙化，和年龄相关，如松果体钙化、脉络丛钙化、双侧苍白球对称性钙化，这种情况不需要担心。关于苍白球的钙化，如果是对称出现的则是生理性的，如果是单侧发生的，则需要我们警惕，需要结合临床检查排除有没有代谢性的疾病。如果是发生在大脑实质里多发的结节样钙化，我们要注意，其可能是病理性的钙化，颅内感染、内分泌代谢问题（甲状腺旁腺功能异常等）或肿瘤都可能导致这种情况发生，需要排查病因。所以当CT提示钙化问题，要尽快寻求专业医师的帮助，以免延误病情。

报告里"占位"指的是具有一定体积的病变对周围脑组织产生压迫作用。这里的"占位"可以是肿瘤，也可以不是肿瘤。具体指哪种病变，需要结合临床情况分析。比如出现发热、血化验异常等情况，那占位病变可能就是颅内感染；还有一些占位病变是脑血管病变，如脑出血、脑水肿等。当然有很大一部分情况下占位病变提示是肿瘤，这个时候就需要向神经外科医生寻求进一步的帮助，尽快明确诊断。

第二节　关于脑梗死，您了解多少？

一、报告里的腔隙灶就是脑梗死吗？

"医生，我这个报告单上写的腔隙灶，这是脑梗死的意思吗？会不会致命啊？"

首先，我们需要明确腔隙灶确实与脑梗死有关，但它属于脑梗死的一种特殊类型。腔隙灶，也称为腔隙性脑梗死，是脑组织小灶性梗死后发生的脑组织软化，进而形成大小不一的腔隙。这些腔隙在头颅 CT（图 2-1）或头颅磁共振（图 2-2）检查时可以被发现。腔隙灶通常直径小于 15 mm，是由大脑深部的小穿支动脉硬化狭窄、闭塞导致的，这种病变往往在长期患高血压、高血脂、糖尿病等慢性疾病的影响下发生。大多数腔隙性脑梗死可能不会引起明显的临床症状，或者只表现为轻微的记忆力下降、眩晕、共济失调等症状。而脑梗死则是指脑部血管栓塞，导致血管供应的区域缺血坏死，从而引发的一个大的

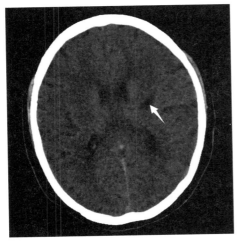

图 2-1　头颅 CT 图像显示腔隙灶
（白箭头指示）

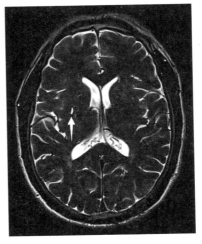

图 2-2　头颅磁共振图像显示
腔隙灶（白箭头指示）

梗死灶。脑梗死通常会引起较为严重的临床症状，比如头痛、呕吐、失语、肢体无力等，甚至可能危及生命。

关于腔隙灶是否会致命的问题，主要取决于病情的严重程度以及是否得到及时有效的治疗。一般来说，由于腔隙灶体积小，或者发生在不重要的脑功能区，所以大多数患者可能没有明显症状，或者只有轻微、短暂的症状。这些症状通常能够较快恢复，因此，腔隙灶在初期可能并不致命。然而，如果腔隙灶得不到及时有效的治疗，病情可能会逐渐进展。一方面，可能会形成更多的腔隙灶，导致脑功能逐渐下降，增加认知功能障碍、痴呆等的发生风险。另一方面，腔隙灶的存在也提示脑血管可能存在病变基础，如动脉粥样硬化等。如果不加以干预，血管病变可能进一步加重，从而引发更严重的脑血管事件，如大面积脑梗死、脑出血等。这些并发症可能会严重影响患者的生活质量，甚至危及生命。因此，当发现腔隙灶时，应引起足够的重视。建议患者及时就诊，接受神经内科医生的评估和治疗。医生会根据患者的具体情况制订个性化的治疗方案，包括控制血压、血脂、血糖等危险因素，调整生活方式等。通过综合治疗，可以有效地控制病情进展，降低并发症风险，提高生活质量。

二、CT 检查会漏诊脑梗死吗？

"医生，CT 检查会看不到脑梗死吗？"

CT 检查确实存在可能看不到脑梗死的情况。虽然 CT 检查在脑梗死的诊断中具有重要的应用价值，但也存在一定的局限性，特别是对于超急性期的脑梗死，CT 检查的敏感性较低，可能无法及时发现病灶。对于发生一段时间后的陈旧性脑梗死，CT 检查通常能够清楚地显示边界清晰的低密度病灶，这是因为随着时间的推移，脑梗死的区域会逐渐形成软化灶，与周围正常脑组织形成明显的密度差异。然而，在脑梗死的急性期（特别是发病 6 小时内），CT 检查可能无法直接显示病灶。这是因为在脑梗死的早期，脑组织尚未发生明显的形态学改变，CT 扫描图像可能仍表现为正常。此时，即使患者有明确的脑梗死症状，如肢体无力、言语不清等，CT 检查也可能呈现阴性结果。此外，对于面积比较小的梗死或脑干、小脑等部位的梗死，CT 检查的显示效果也可能不如磁共振等更先进的影像学检查方法。对于怀疑脑梗死的患者，如果 CT 检查未能发现病灶，但患者有明显的脑梗死症状，医生通常会建议进一步进行磁共振检查（特别是加 DWI 序列），以便更准确地诊断超急性期的脑梗死。所以，CT 检查在脑梗死的诊断中具有一定的作用，但也可能存在看不到脑梗死的情况，这主要取决于脑梗死的发病时间和部位等因素。在临床实践中，医生会根据患者的具体情况选择合适的影像学检查方法，以确保准确诊断并制订合理的治疗方案。

三、头颅 CT 可以诊断脑震荡吗？

"医生，我前几天头被人打了，急诊医生说我有脑震荡，CT 报告怎么说没事呢？我需要做伤情鉴定啊，能不能帮我重新看看呢？"

急诊工作中，经常会遇到类似这样的问题，患者拿着检查报告找放射科医生咨询。面对这种情况，从专业角度，放射科医师有必要说几句。临床上脑震荡是一种很轻微的脑损伤，头颅 CT 可能没有阳性发现。CT 检查的目的是了解脑损伤的程度，判断有无合并其他（如脑出血等）严重并发症。所以不能单纯依靠 CT 检查来诊断脑震荡，诊断脑震荡主要依赖病史和临床体格检查。如果您要开诊断证明，放射科是开不了的，得找您的主诊医师。

四、头颅 CT 报告"软化灶"是什么意思，是脑梗死吗？

"医生，我前几天不小心磕到头部，去医院做了头颅 CT 检查，报告写的是颅内软化灶，是脑梗死吗？我平时身体很好啊，血压、血脂也不高，怎么会得脑梗死呢？"

影像报告里软化灶可能代表许多疾病，不能简单地和脑梗死画等号。当然了，软化灶可以是脑梗死的一种表现形式，代表既往发生过脑梗死，现在是遗留的陈旧梗死灶。软化灶除了可以是陈旧梗死灶外，可以是脑出血吸收后遗留的病灶，也可以是脑损伤后或者脑部手术后遗留的残腔。有些脑内的囊肿病变也可以表现为软化灶的形式。一些较小的软化灶，如果没有相应的神经系统症状，不用过分担心，定期复查就可以。当软化灶引起神经系统异常表现时，需要及时向神经科医生寻求帮助。

第三节　磁共振报告中"脑白质高信号"代表什么疾病？

"医生，我的体检报告单上写的点状白质高信号是什么病啊？我身体也没有什么不舒服啊！"

脑白质高信号通常指在磁共振检查中，脑白质区域在特定序列上显示出异常的高亮信号（图 2-3）。这种现象可能由多种原因引起，例如长期熬夜、精神压力过大、精神紧张等可能导致大脑过度疲劳，出现脑白质点状高信号的生理性改变。这种情况一般不需要特殊治疗，建议保持良好的生活习惯，避免熬夜、放松心情。另外，随着年龄的增长，动脉硬化可能导致小血管供血不足，引起脑白质局部缺血，从而出现点状高信号。这种情况在中

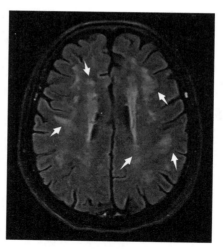

图 2-3　头颅磁共振显示的脑白质
高信号（白箭头指示）

老年人群中较为常见，特别是那些患有高血压、糖尿病、高血脂等疾病的人。多发性硬化症、自身免疫性脑炎等脑部炎症、一氧化碳中毒及缺血缺氧性脑病等，也可能导致脑白质脱髓鞘改变，表现为脑白质高信号。某些情况下，脑白质高信号可能是非特异性的，即虽然影像学上有异常，但患者并没有明显的临床症状，也不需要特殊治疗。这类似于随着年龄的增长，人体出现的自然衰老现象，如白头发、皱纹等。

　　基于以上原因，脑白质高信号是一个复杂的影像学表现，其含义和后果因个体差异而不同。患者可能出现认知功能障碍、情感异常、运动功能受损的症状，在严重情况下，脑白质高信号可能导致脑萎缩，进一步影响大脑的功能。如果磁共振检查显示脑白质高信号，在没有明显不适症状的情况下，保持健康的生活方式、积极治疗原发病、定期随访是较为合理的应对策略；如果患者有疑虑或不适，应该及时就医，积极与医生沟通，了解自身病情并遵医嘱进行治疗和随访。

第四节　脑萎缩是老年痴呆吗?

　　"医生，我的报告单写了脑萎缩，这是老年痴呆的意思吗?"

　　脑萎缩并不等同于老年痴呆（阿尔茨海默病）。脑萎缩和老年痴呆是两个不同的概念，尽管它们之间存在一定的联系，但不能简单地画等号。脑萎缩是一种影像学上的描述，指的是脑组织较正常人体积减少，表现为脑沟、脑回的加深。它可以是生理性的，也可以是病理性的。生理性脑萎缩多见于老年人，是随着年龄增长而出现的正常退行性改变。而病理性脑萎缩则可能由多种因素引起，如遗传因素、脑血管疾病、脑外伤、神经退行性疾病等。

老年痴呆在医学上通常特指阿尔茨海默病，是一种神经系统变性疾病，其主要特征是记忆力、认知能力和日常生活能力的逐渐下降。老年痴呆患者不仅会出现记忆力减退，还可能出现思维障碍、情感障碍、行为异常等症状，严重时甚至可能完全丧失生活自理能力。脑萎缩不是老年痴呆的代名词。虽然老年痴呆患者一般存在脑萎缩的现象，但脑萎缩并不一定会导致老年痴呆。部分老年人虽然存在脑萎缩，但可能并没有明显的临床症状。脑萎缩只是老年痴呆的发病基础之一，脑萎缩的严重程度与老年痴呆的临床表现并不完全对应，有些患者脑萎缩严重但并未出现痴呆症状，而有些患者脑萎缩较轻却已经有明显的痴呆表现。患者在发现脑萎缩时不必过分恐慌，应该及时就医并遵医嘱进行治疗和预防。

第五节　关于脑动脉瘤，您知道多少？

"医生，我的检查报告单上写的脑动脉瘤是什么肿瘤啊，要不要做手术呢？"

脑动脉瘤并非传统意义上的肿瘤，而是一种脑血管病变。具体来说，它是脑血管某一段出现的局限性异常膨出，类似于汽车轮胎侧壁的鼓包。这种病变虽然名为"瘤"，但实际上并不包含肿瘤细胞，而是一种血管壁的异常扩张，因此不属于我们常说的脑肿瘤的范畴。

脑动脉瘤的形成可能与遗传因素、慢性疾病（高血压、糖尿病及高血脂等）、不良的生活习惯、颅内压增高或颅内感染等多种因素有关。脑动脉瘤在破裂之前往往没有明显的症状，有高危因素的患者，可以选择 CTA（CT 血管成像）和 MRA（磁共振血管成像）这两种常用的影像检查方法，对碘对比剂过敏的可以选择后者。CTA（图 2-4）和 MRA 可以直观显示动脉瘤的形态、大小、位置以及与周围血管的关系。脑动脉瘤的治疗方案需要根据患者的具体情况来制订，包括动脉瘤的大小、位置、是否破裂以及患者的年龄、健康状况等因素。

脑动脉瘤是一种需要高度警惕的脑血管疾病，一旦发现脑动脉瘤，无论是否选择手术治疗，都应该定期复查，以监测动脉瘤的变化情况，复查时间间隔可以根据医生的建议来确定。

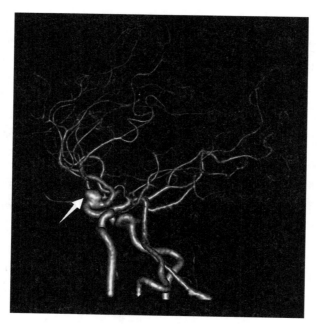

图 2-4　CTA 图像显示动脉瘤（白箭头指示）

第六节　CTA 报告两侧椎动脉不一样粗，严重吗？

"医生，我的体检报告单上写着右侧椎动脉较细，这个严重吗？"

对于体检报告单上显示的"一侧椎动脉较细"需要根据具体情况来评估。一般来说，右侧椎动脉较细可能是先天性的，即个体在发育过程中形成的自然差异。不过随着年龄的增长和不良生活习惯的影响，椎动脉也可能发生硬化，导致血管壁增厚、管腔变窄。如果患者没有任何症状，或者另一侧椎动脉正常且功能良好，那么一侧椎动脉较细的危险性通常不大。如果患者出现了脑缺血、脑梗死的症状，或者一侧椎动脉狭窄或闭塞比较严重，那么另一侧椎动脉较细就可能成为一个重要的风险因素。因为这种情况下，患者更容易出现急性的脑缺血，导致严重的后果。

对于无症状的患者，建议要定期复查，观察较细这一侧椎动脉的变化情况。如果没有进一步恶化或出现其他症状，通常不需要特殊处理；如果较细的椎动脉是由于颈椎增生或椎动脉硬化等后天性因素引起的，那么需要积极治疗原发病。如果您有任何疑虑或症状出现，建议及时就医并遵循医生的帮助。

第七节 "空蝶鞍"是什么疾病？

"医生，空蝶鞍严重吗？有人说不用管，有人说得做手术呢！"

很多朋友到医院做头部影像学检查经常会看到"空蝶鞍"的诊断。空蝶鞍，也被称为空泡蝶鞍或者空蝶鞍综合征，大部分患者没有任何症状，只是在头部检查时偶然发现，只有少数人会出现头痛、视物模糊或者出现内分泌失调的相应症状，比如高泌乳素血症、尿崩症等表现，严重时可能需要手术治疗。

蝶鞍是位于颅底部正中位置的一个小窝，是垂体的"家"，因此也称为垂体窝。空蝶鞍时脑脊液进入垂体窝，把垂体压扁，使其呈扁弧状，位于鞍底，其上方全是脑脊液。空蝶鞍的诊断主要依靠头颅 CT 和头颅磁共振检查，这些检查可以清晰地显示蝶鞍内的结构和脑脊液情况，有助于明确诊断和评估病情。

对于无明显症状的患者，一般不需要特殊治疗，但需要定期进行影像学检查以监测病情变化。对于伴有明显症状的患者，如脑脊液鼻漏、视力障碍等，需要积极治疗。

第八节 "松果体钙化""松果体囊肿"是什么疾病？

"医生，我的检查报告单上写的'松果体钙化''松果体囊肿'是什么病啊？严重吗？"

松果体钙化是指大脑中松果体位置的钙盐沉积，是松果体组织在老化或特定病理过程中出现的一种现象。这种现象在成人中较为常见，随着年龄的增长，钙化的发生率逐渐增加。大多数松果体钙化是无症状的，且属于正常的生理老化过程，不需要特殊处理。若松果体钙化伴有其他症状，如头痛、视物模糊、颅内压增高等，可能是由于钙化压迫邻近结构或伴随其他病变所致，此时需要进一步检查和治疗。

松果体囊肿是指在松果体内出现的液体积聚形成的囊状结构，为先天性病变。大多数松果体囊肿是良性病变，且体积较小，无症状时无须特殊处理，定期复查即可。若囊肿较大或引起症状（如头痛、视物模糊、颅内压增高、脑积水等），则需要考虑手术治疗。

第九节 神经系统检查相关问题

一、神经系统疾病应该怎么选择对应的影像检查呢？

神经系统疾病选择影像学检查时，需要根据具体病情、病变部位、病变性质以及检查目的等多方面因素进行综合考虑。

颅脑外伤首选 CT 检查，CT 对外伤所致的脑挫裂伤、硬膜下及硬膜外血肿、颅内血肿非常敏感，对颅面部骨折及颅底骨折所致的颅内积气可以清晰显示。CT 检查同样是用于初步判断脑血管意外如脑梗死、脑出血等的首选检查。CT 增强扫描可以进一步评估肿瘤性、血管性、感染性疾病。CTA（CT 血管成像）则主要用于脑血管疾病的检查，可以发现脑动脉主干及主要分支的狭窄和闭塞、颅内动脉瘤和动静脉畸形等。磁共振检查对软组织分辨率高，能够更清晰地显示脑部结构。

磁共振在中枢神经系统疾病的诊断中具有重要地位，特别是对于脑干、小脑、颅颈交界处病变以及垂体微腺瘤、椎管脊髓病变等疾病的诊断具有独特优势。对于超急性期梗死、脑干及小脑半球的梗死，磁共振检查更为敏感。磁共振检查也是颅内原发肿瘤或继发的转移瘤、脑血管畸形等疾病最推荐的检查手段。

二、做完 CT 检查，又开了磁共振检查，是"重复检查"吗？

常常有患者拿着检查申请单发出这种疑问，刚做完 CT 检查后医生又要求做磁共振检查，这并不一定意味着是重复检查。这种情况通常是由于 CT 和磁共振在成像原理、检查侧重点以及疾病诊断能力上的差异所导致的。CT 具有一定的辐射性，但扫描速度快，通常在几分钟内就能完成，适合急诊检查。磁共振成像没有辐射，对软组织病变、中枢神经系统疾病、早期脑梗死的显示明显优于 CT。医生在决定进行哪种检查时，会综合考虑患者的具体病情、检查目的以及两种检查方法的优缺点。有时为了更全面地了解患者的病情，可能需要结合 CT 和磁共振的检查结果进行综合分析。

三、一天内做两次磁共振检查有没有危害？

"医生，这个磁共振检查有没有辐射呀？我今天做了两次，会不会有什么危害呀？"

遇到这个问题，医生会肯定地告诉患者，磁共振检查没有辐射。磁共振成像的原理与磁场有关，与 X 线、CT 等利用电离辐射进行成像的检查手段不同，磁共振检查是一种安全、无辐射的影像检查方法。一般来说，一天内做两次磁共振检查是安全的，但也需要根据患者的具体情况来评估。连续进行多次磁共振检查仍然有可能对人体产生一定的影响，例如，检查时人体需要处于强磁场中，如果在一天内多次接受磁共振检查，可能会对人体产生一定的磁场暴露。虽然强磁场对大多数人来说并不会产生不适或不良反应，但对于某些特定的患者，如有手术植入物的患者，可能会产生不利影响。多次进行磁共振检查可能会导致患者感到疲劳和压力。医生会根据患者的具体情况，如病情需要、身体状况等，来评估是否适合连续进行多次磁共振检查，并给出相应的指导和建议。

四、能否同一天做磁共振和 CT 检查？

有些患者从比较远的地方来看病，想要节省时间，能否同一天做完检查也是一个比较常见的疑问。磁共振与 CT 能否在同一天做，主要取决于患者的具体情况和检查需求。一般情况下，两者是可以在同一天进行的。如果是平扫（即不注射对比剂的检查），两者可以连续进行，一般不会对身体产生明显影响。因为这两种检查不会在体内留下残留物，也不会相互影响检查结果。如果是增强检查（需要注射对比剂），则建议分开进行。因为对比剂需要一定时间代谢，并且可能对后续检查产生影响，特别是 CT 增强检查，对比剂代谢较慢，如果紧接着进行磁共振检查，可能会影响图像质量。

患者在同一天内接受多次影像学检查时，应确保身体状况良好，能够耐受多次检查，特别是对于有严重基础疾病或体质较弱的患者，应在医生指导下进行。如果患者对碘对比剂过敏，则不能进行 CT 增强检查，在进行任何检查前，都应详细告知医生自己的过敏史。进行磁共振检查时，患者体内不能有金属植入物（如心脏起搏器、电子耳蜗等），因为磁场可能导致金属植入物移动或损坏。磁共振和 CT 检查在一般情况下可以约在同一天进行，但在决定同一天进行检查时，医生会综合考虑患者的身体状况、检查目的、对比剂的使用情况等因素，以确保检查的安全性和有效性。检查之前，您需要和医生充分沟通，了解检查的目的、风险和注意事项。

（包　丹）

第三章

颈部影像

第一节　关于甲状腺、咽喉部影像检查您需要知道的

一、甲状腺疾病做 CT 检查有什么意义？

"医生，我有甲状腺结节，一直规律 B 超复查，这次 CT 报告怎么说没事呢？到底有没有结节呢，能不能帮我重新看看呢？"

每次面对这样的质疑，放射科医生有点"冤"，但也得给患者好好解释一下。甲状腺结节的首选和最优检查是超声，对于一些小的结节，CT 由于分辨率受限的问题难以识别出来。患者可能会问，既然 CT 不是最优检查，那为什么还要做颈部 CT 检查呢，这不花了冤枉钱吗？有时候医生开具颈部 CT 检查的目的是进行术前评估，CT 检查可能本身对发现结节帮助不大，但 CT 检查的优势在于扫描范围大，比如甲状腺癌，可能颈部淋巴结转移的数目多，超声无法对整体颈部的淋巴结充分评价，CT 不仅可以观察甲状腺周围的淋巴结情况，还可以观察甲状腺远方以及纵隔的淋巴结情况，便于临床医生术前更好地评估病情，制订完备的手术计划。

二、喉镜检查发现癌，CT 检查怎么没有发现呢？

"医生，我最近声音嘶哑，查了喉镜，医生说声带有肿瘤，CT 报告怎么没有报呢？到底我应该信哪个检查呢？"

患者有这样的疑问，通常是不了解喉镜和 CT 检查的意义。确诊咽喉部肿瘤您要相信喉镜检查结果，这是"金标准"。对于早期喉癌，CT 可能没有阳性发现，或仅表现为局部黏膜的增厚。做 CT 检查的意义在于全面评估病变以及周围的结构情况，确定病变侵犯范围，明确有无淋巴结转移，便于制订治疗计划。

第二节　与颈部淋巴结有关的问题

"医生，我最近脖子两边摸到很多小疙瘩，摸起来有点疼，医生摸了下说可能是淋巴结有肿大。做了颈部 CT 检查，报告也说颈部有多发淋巴结肿大，我听说淋巴结肿大不太好，现在很怕，会不会是转移癌啊?"

面对患者的担心，首先需要告知患者：淋巴结肿大不代表就是肿瘤转移，要具体看淋巴结的形态、密度以及临床表现综合分析。我们正常人颈部可以有多发的淋巴结，CT 片上淋巴结短径大于 1.0 cm 被认为是肿大。淋巴结肿大的原因很多，如淋巴结的炎症可以引起肿大，这种炎症引起的淋巴结肿大，淋巴结的形态为椭圆形，边缘光滑，密度均匀。肿瘤转移引起的淋巴结肿大，患者多有原发恶性肿瘤病史，转移性肿大的淋巴结形态不规则，与邻近组织器官界限不清晰，内部常发生坏死。还有淋巴瘤最初发现时，也可以表现为颈部淋巴结肿大。所以当发现颈部淋巴结肿大时，需要尽快就诊明确病因。

（张　娅　郭　炜）

第四章

胸部影像

第一节 关于胸部影像检查您需要知道的

一、体检是做 X 线胸片检查还是做胸部 CT 检查？

一般成人健康体检拍摄 X 线胸片就可以。如果您属于肺癌的高危人群：具有肿瘤家族史、长期吸烟史以及慢性阻塞性肺疾病、肺间质纤维化等慢性病，或者体检发现肿瘤标志物异常，或者既往检查发现有肺部直径小于 1.0 cm 的实性结节、磨玻璃结节需要复查，推荐采用低剂量胸部 CT。确诊肺癌的复查建议还是采用常规剂量胸部 CT 检查，便于医生全面评估病情。

二、入职体检做了胸片检查，最近发现意外怀孕了，对宝宝会不会有影响呀？

日常工作中，放射科医生经常会遇到患者咨询类似问题。这也从侧面反映出普通人对 X 线带来的辐射存在过度担忧。国内外大量临床证据表明，孕 4 周之前接受了 X 线检查，对胎儿的影响只有两种结果：第一种是接受全部不利影响，胎儿自然流产；第二种是不受影响，自然正常生长，即"全或无"的理论。也就是说，在孕早期拍 X 线片，不会出现大家所担心的生出畸形宝宝的结果。

三、肺结节阅片对图像质量有什么要求？

作为一名放射科医生，经常会遇到一些亲戚朋友请求帮忙看片子，面对那些手机拍摄后微信传来的图像，我感到非常苦恼，只能委婉地拒绝，建议来医院重新做个 CT。很多朋友不解，为什么要重新花钱做呢，是不是不愿意帮忙看呢？

微信传过来的片子，图像质量差，格式不合格，很多部位甚至病灶都不能很好地显示，达不到疾病诊断的要求。

肺结节尤其小结节性质的判断，对图像质量要求非常高，必须是高分辨薄层图像观察病灶的细节（图 4-1 和图 4-2），所以最好是光盘直接拷贝的电子图像或者带有 dicom

格式浏览器的高清电子图像，能有本院图像最好，因为有些疑难病例需要三维重建图像辅助判断。

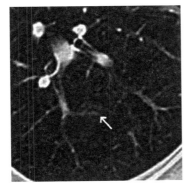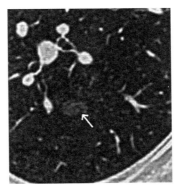

图 4-1　胸部 CT 5 mm 层厚扫描显示的肺结节（白箭头指示）

图 4-2　胸部 CT 1.5 mm 层厚扫描显示的肺结节（白箭头指示）

第二节　体检报告中的胸部影像问题

一、肺纹理增粗是什么意思？

如您近期没有咳嗽、发热等情况，考虑肺纹理增粗是生理性的改变，无须特殊处理。肺部有炎症、职业病粉尘吸入或心脏问题，都可以导致纹理增粗，需要进一步 CT 检查明确。

二、硬结钙化灶、索条影是什么意思？

"医生，我们公司组织体检，CT 报告说我有硬结钙化灶，是得了结核吗？有传染性吗？需要治疗吗？"

胸部 CT 报告中经常可以看到硬结钙化灶、索条影，这通常指陈旧性病变。比如炎症吸收后会残留纤维索条，活动性结核治疗稳定后会遗留纤维索条、硬结钙化灶，还有一些特殊的感染治愈后也会残留硬结钙化灶，这都是代表病变趋于稳定的状态，不需要特殊处理，常规复查便可。所以硬结钙化灶只能说明以前可能得过结核，但现在是陈旧性病变，没有活动性和传染性，不必过度紧张担心，不需要治疗。

三、肺部渗出性病变是什么意思？

"医生，我的报告中写的肺部渗出性病变，严重吗？可我自己没有什么不舒服啊，到底有问题吗？需要治疗吗？"

胸部 CT 图像中肺里那些多发的模糊片状影就是渗出。放射科医师一般看不到患者本身的情况，具体指哪种病变需要结合临床及化验检查。比如出现发热、血象高等情况，那渗出可能就是肺炎；如果患者本身心脏功能不好，临床判断有心力衰竭情况，那渗出可能就是肺水肿。还有些情况，比如呼吸道过敏时，肺里也会表现为渗出，但患者本身没什么不舒服，就像本例患者的情况。所以很多疾病都可以表现为渗出，这个时候可以拿着报告找临床医生，看看您到底属于哪种情况。

第三节　关于肺结节的知识

一、肺磨玻璃结节一定是癌吗？

"医生，我的 CT 体检报告您帮忙看看，报告里说我肺里长了磨玻璃结节，听说这个磨玻璃的结节不太好，会是癌吗？"

患者或者身边的亲戚朋友经常会拿着体检报告进行类似的咨询。作为放射科医生，从专业角度有必要科普一下。

结节是胸部 CT 报告里出现频率很高的词汇。结节指的是小于 3 cm 的类圆形或圆形的影像，可以表现为磨玻璃密度、部分实性密度和实性密度。磨玻璃结节是指胸部 CT 发现的淡淡的阴影，把它放大才可以清晰观察到，也就是医生常说的需要薄层扫描才能看清楚。

磨玻璃结节通常代表疾病早期的一种改变，可能是肿瘤，也有可能是其他原因导致的，如肺部炎症、肺出血、肺水肿等。患者首次发现磨玻璃结节，不必过于紧张，可通过定期复查来观察结节的变化。如果是炎性结节，经过一段时间会有吸收；持续存在的磨玻璃结节，一般指 3 个月以上没有吸收的，存在肿瘤的可能性。即使磨玻璃结节是肿瘤，通常代表最早期的癌，通过手术切除预后非常好，可以达到 100% 的治愈。患者如果对手术有顾忌，也不要紧，因为磨玻璃结节形式的癌，生长非常缓慢，甚至有十多年、几十年没有变化的情况，可通过规律复查 CT 动态观察；即便以后结节的形态、密度发生变化，到时候再决定手术也不迟，对预后没有太大影响。

二、发现肺磨玻璃结节都需要尽快手术吗？

"医生，我体检发现有 5 mm 的磨玻璃结节，外科医生怀疑恶性，建议我直接手术切除，我对手术比较恐惧，还有别的办法吗？"

这个时候建议患者听听放射科医生的意见。磨玻璃结节，根据密度可以分为纯磨玻璃密度（图 4-3）和部分实性密度（图 4-4），这个不能单纯依赖报告，需要我们专业的放射科医生去判断。如果是纯磨玻璃密度、直径小于 6 mm 的小结节，这种结节一般生长非常缓慢，有的人十几年都可以没有变化，可以放心继续观察。纯磨玻璃结节首次复查不需要太频繁，通常 1 年后复查即可，当然 1 年后如没有变化，我们也不能放松警惕，复查间隔时间可以放宽到 2 年，依次类推复查到第 5 年，大致可以认为基本稳定。即使后期复查中结节大小、密度发生变化，医生再次评估出现恶性的征象，这个时候您也不需要太紧张，因为此时决定手术也不会影响效果及预后。

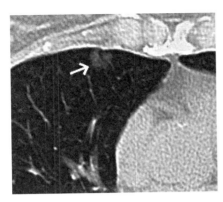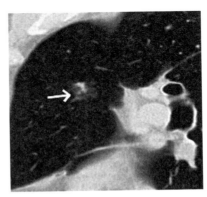

图 4-3　胸部 CT 显示纯磨玻璃结节（白箭头指示）　　图 4-4　胸部 CT 显示部分实性结节（白箭头指示）

部分实性结节，顾名思义，兼有磨玻璃密度和实性密度的混合密度结节，首次发现后通过规律抗炎复查没有缩小，甚至出现增大的情况，恶性概率很高，这个时候我们建议去胸外科门诊评估手术情况。

三、CT 报告里什么样的肺结节是"良性"的？

良性肺结节在 CT 报告里通常描述为圆形或类圆形密度影，边缘光滑，密度均匀，里面可以看到脂肪或粗大钙化（图 4-5）。

四、CT 报告里什么样的肺结节是"恶性"的？

肺结节大部分是良性的，发现肺结节不必过度担心，每年复查就可以。但报告里如果出现分叶、毛刺、胸膜凹陷等字眼，就需要警惕了，要及时到胸外科就诊（图 4-6）。

五、什么是肺结节 MDT？

按照传统就医模式，患者拿着片子可能多次往返于不同医院、不同科室，而不同医生

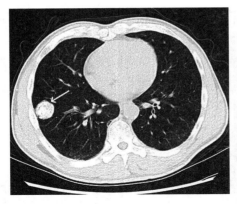

图 4-5 胸部 CT 显示伴粗大钙化的良性结节（白箭头指示）

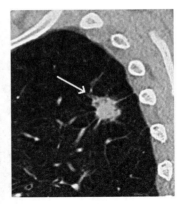

图 4-6 胸部 CT 显示肺癌的分叶、毛刺征象（白箭头指示）

的建议也不完全一致。尽管绝大部分肺结节是良性的，但有一些肺结节性质的良恶性判断并不容易，而且处理措施也不一样。哪些肺结节可以直接手术切除？哪些肺结节可以复查？哪些肺结节需要进行组织活检？这些问题显然不是一个医生或一个科室的医生能够准确回答的，肺结节的诊治需要多个学科的专家共同参与。目前由多个学科医师组成的多学科诊疗团队（multidisciplinary team，MDT），是提高肺结节诊疗水平的最佳模式。

第四节　肺结节的测量

　　肺结节是临床常见病，经常有患者拿着 CT 报告去放射科咨询肺结节相关的问题，最常见的关注点是肺结节的对比测量问题。"医生，我在外院检查有肺结节，这次咱们报告怎么没有提啊？""医生，我在外院检查肺结节有 5 mm，这次咱们报告是 5.2 mm，是不是变大了？是癌吗"诸如此类的问题，都是患者最关注的。

　　肺结节按照大小一般分为微结节、小结节及结节。微结节小于 5 mm，绝大多数是良性的，只需随诊观察便可，放射科报告中一般不测量大小。小结节指 5~10 mm 的结节，如果是多发结节，报告中需要测量和标注最大结节，测量时可以测量长径或者长短径一起测量，无论哪种方法，务必每次检查测量方法统一，方便对比；此外，不同医院、不同医生间测量存在主观误差，以医生阅片结论为准。还有一些患者的以前的影像片是在不同医院做的检查，检查条件不一致，大部分只有胶片，没有电子图像，图像质量难以保证，无法准确评估对比，建议尽量在同一家医院复查。若实际情况不允许，至少可以拷贝电子图像。

第五节　纵隔常见问题报告解读

一、纵隔占位一定是肿瘤吗？

小李在体检时，胸部低剂量 CT 检查没有发现肺部异常，但报告里写了"纵隔占位"。"医生，纵隔在哪里啊，占位是肿瘤吗？我现在很焦虑，是不是得手术啊？"

有些患者检查肺部疾病的时候会意外发现纵隔病变。纵隔是位于两侧肺部之间的结构，主要有心脏大血管、食管、气管、神经和淋巴组织。纵隔内最常见的是淋巴结的病变，也有可能是囊肿、神经源性肿瘤等，所以纵隔占位不一定是肿瘤。发现纵隔占位，需要完善增强 CT 检查，有时候需要做磁共振检查来帮助鉴别。对于一些影像检查鉴别困难的病变，可能需要活检进一步明确性质。发现纵隔占位，不要太过焦虑，需要积极需求医生帮助，尽快明确病情，制订最优的治疗策略。

二、纵隔多发肿大淋巴结是转移癌吗？

"医生，我平时爱吸烟，最近一直咳嗽，就去医院做了个胸部 CT，报告里写我有纵隔淋巴结肿大，严重吗？是肿瘤转移了吗？"

临床工作中，我们会遇到一些平时体健的患者，体检时发现纵隔淋巴结肿大，这是什么原因呢，是大家平时说的转移吗？面对这种困惑，放射科医师在仔细阅片的同时，更需要仔细询问病史。有些长期吸烟的人，如果肺部没有恶性肿瘤，仅有纵隔淋巴结肿大，则没有临床意义，只需要按时复查就可以。如果肺部发现恶性肿瘤，纵隔淋巴结也有肿大，这种情况要警惕淋巴结转移的发生，需要积极找医生明确病因。还有一些有基础疾病的患者，比如既往得过肺结核，也会出现纵隔淋巴结的肿大，结核引起的淋巴结肿大通常会有钙化。还有一些病因未明的疾病，如结节病，通常会发生淋巴结肿大，结节病除了引起纵隔淋巴结肿大，其特征性的表现是双侧肺门淋巴结对称性肿大。淋巴瘤是一种累及全身淋巴系统的疾病，除胸部淋巴结肿大外，通常伴有其他部位的淋巴结肿大。所以如发现纵隔淋巴结肿大，可以去呼吸科、胸外科或者明确淋巴瘤后去血液科就诊，积极查明病因，寻求专业医师的帮助。

（郭　炜）

第五章

乳腺影像

第一节 关于带您了解乳腺钼靶摄影

一、什么是乳腺钼靶摄影?

说到放射科的乳腺检查,大家或许听说过"乳腺钼靶"。到底什么是"乳腺钼靶"呢?

乳腺钼靶就是乳腺X线检查,钼靶检查利用的是"软"X线。乳腺是一种相对比较特殊的器官,主要以脂肪为主,质地比较柔软。而"钼靶"产生的X线,穿透力较弱,富含脂肪的乳腺组织恰好可以对这种"软"X线起到一定的阻挡作用,仅有部分X线穿过,因此能够清晰显示乳腺各层的组织结构,形成"黑白"对比较好的图像。在乳腺X线摄影检查中,为了使图像显示更清楚,防止致密的乳腺组织结构重叠,遮盖肿瘤病变而造成漏诊,工作人员一般会将乳腺放置于两块特制的平板中,对其进行一定程度的挤压,压紧后进行摄片,几秒钟之后压迫板会放开。在这个过程中可能会产生一定程度的疼痛,但基本都能完成拍摄。为便于病变的定位,通常每侧乳腺需要拍摄两个位置:一个是轴位(CC位,图5-1),将乳腺上下压迫;另一个是斜位(MLO位,图5-2),将乳腺从内上向外下压迫。因此,一次检查拍摄四张片子,医生就根据这四张片子,对病变进行判断。

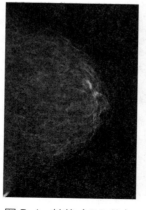 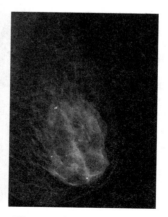

图 5-1 轴位(CC 位)　　图 5-2 斜位(MLO 位)

二、哪些人群需要做乳腺钼靶检查

经常会有患者咨询：我想做一下乳腺检查，做哪一项检查比较好？目前，乳腺的影像学检查方法主要有三种：乳腺超声、乳腺钼靶X线摄影和乳腺磁共振检查。其中，乳腺钼靶X线检查是非常便捷的方法，也是乳腺最基本的影像学检查方法。哪些人群适合做钼靶X线摄影检查呢？

在我国2022年版的乳腺癌诊疗指南中提出了乳腺钼靶X线摄影的适应证，具体包括以下几方面：①无症状人群的筛查。②适龄女性筛查或其他相关检查发现乳腺异常改变。③有乳腺肿块、局部增厚、异常乳头溢液、乳腺皮肤异常、局部疼痛或肿胀症状。④良性病变的短期随诊。⑤乳腺癌保乳术后的随诊。⑥乳房修复重建术后。⑦引导定位及活检。通过以上几条，我们可以大概了解到，乳腺钼靶X线摄影适用于无症状人群的乳腺癌筛查，以及几乎所有的诊断性患者的乳腺检查。因此，如果您没有症状，就单纯想做一个乳腺体检，可以选择乳腺钼靶X线摄影；如果您在日常生活中，发现乳腺相关的症状，比如疼痛、触摸到肿块、异常乳头溢液、乳腺皮肤异常等，也可以选择乳腺钼靶X线摄影。

三、为什么超声发现的乳腺结节，钼靶却看不到？

就在前几日，一位患者带着乳腺钼靶X线摄影的诊断报告，一脸疑惑地找医师咨询："医生，为什么我的乳腺超声报告上报了乳腺结节，但是乳腺钼靶报告上却没有？"相信不少患者可能会有类似的疑问。要解答这个疑问，我们需要先了解一下乳腺钼靶X线摄影到底能看到什么。

乳腺中大部分是脂肪组织，也属于"最柔软"的组织，基本无法阻挡X线的照射，这些区域呈低密度影（灰色）。而夹杂在脂肪组织中的纤维腺体组织相对较"韧"，对X线有一定程度的阻挡，呈斑片状、索条状的稍高密度影（白色）。因此，两者在乳腺X线图像上就像是在灰色画布上，画的一朵朵白云。而乳腺钼靶X线片是重叠影像，也就是把有一定厚度的乳腺，压缩成一张片子展示出来，因此，在乳腺纤维腺体比较多的区域，重叠后的图像会更白。要解读图像还需要在重叠后的图像中，抽丝剥茧，寻找掩盖的病变。较大的乳腺肿块，不太容易被正常腺体遮挡，能比较容易识别；如果病变比较小，在重叠影像中可能会被正常的乳腺腺体遮挡，而无法显示。不同患者乳腺中纤维腺体与脂肪的比例不同，纤维腺体比例比较高的乳腺（致密型乳腺），X线片中乳腺密度更高，更容易遮挡小的病变。因此，超声中发现的乳腺小结节，钼靶X线片中很有可能因为腺体重叠、遮挡的原因观察不到。

不过，观察小的乳腺结节并不是乳腺钼靶X线摄影的优势，其最大优势是发现乳腺内的钙化灶。钙化属于比较"硬"的组织，在乳腺脂肪和腺体的背景下，钙化就像是沙土里面的一粒金子，很难被掩盖。并且，很多乳腺癌容易合并钙化，医生可以根据钙化的分布和形态来判断病变的性质。

第二节　乳腺钼靶发现的钙化、结节和肿块

一、乳腺钼靶发现的钙化，都是癌吗？

工作中经常会遇到患者拿着钼靶诊断报告很紧张地来询问："医生，我的乳腺里有很多钙化，是不是很严重?"。

钙化灶是乳腺疾病中常见的影像学征象之一，但发现钙化又让人异常担心，因为部分乳腺癌的病灶中可以出现钙化。乳腺钼靶X线摄影是众多检查手段中对钙化灶检出最敏感的方法，那乳腺钼靶中检测出的钙化灶，都是癌吗？下面，我们就说一下乳腺钼靶检查中的"可怕的"钙化灶。

在乳腺钼靶X线片上，钙化灶表现为在灰色背景下的"小亮点"，非常容易识别。那如何判断钙化是良性还是恶性呢？放射科医师可以根据钙化的形态、密度、大小、数量以及分布对钙化灶的良恶性进行鉴别。钙化一般分为典型良性钙化和可疑恶性钙化。

典型良性钙化包括：①皮肤钙化，通常在皮肤表面区域；②血管钙化，常与血管走行一致，类似于平行轨道样钙化；③腺体内粗大的或类似于"爆米花"样的钙化；④大杆状钙化，像长条的杆状；⑤圆形或卵圆形钙化。以上这些钙化都有固定的形状。

报告里提到的可疑恶性钙化包括：①无定形钙化，指钙化又小又模糊，没有固定的形态，尤其当这类钙化分布呈"团簇状"或"线状"时，需要做进一步检查。②粗糙不均质钙化，此类钙化粗大，但内部密度不均匀；③细小多形性钙化，指钙化较小，形态又多种多样；④细线样或细分支状钙化，此类钙化恶性可能性最大，这是最需要我们警惕的。

另外，钙化的分布也有很大的提示作用。如果钙化灶分布非常弥漫，随机分布在整个腺体中，特别是双侧乳腺同时出现时，此种钙化多为良性。如果钙化呈"线样""团簇状"或"段样"分布时，会增加恶性的可能性。

因此，乳腺内的钙化并非都提示恶性病变，当乳腺内发现钙化时，也不必过于担心，应该由专业医生，结合钙化的特点进行综合评估、判断。

二、乳腺钼靶检查发现的结节或肿块，都是恶性的吗?

随着乳腺钼靶检查越来越普及，被发现的乳腺结节或肿块也越来越多，许多患者对此非常担心：钼靶报告中提到的乳腺肿块都是癌吗? 下面，我们就说一说乳腺钼靶中发现的结节或肿块。

乳腺中的结节分为良性结节和恶性结节，在乳腺钼靶中的影像表现不一样。良性结节一般在形态上呈"圆形"或"卵圆形"，边界非常清楚，边缘非常光滑，结节内的密度比较均匀，类似于"乒乓球"或"鸡蛋"样的外观，对周围的腺体也是以压迫为主，与周围的正常组织"友好相处，互不侵犯"。而恶性的结节，通常在形态上呈不规则形，边缘呈"分叶状"，边界比较模糊，有时能看到"毛刺"，肿块比较大或离皮肤较近时，可以引起皮肤牵拉，这些表现都提示肿块向周围正常组织"侵袭性"生长，与周围组织无明显分界。因此，钼靶中发的结节或肿块，并非都是癌，需要医生根据其形态、密度、与周围组织的关系综合判断。

第三节　乳腺磁共振——隐藏病变检出的"利剑"

一、什么是乳腺磁共振检查

在工作中，经常遇到患者拿着检查申请单过来询问："我已经做过乳腺钼靶检查了，医生又让我再做一个乳腺磁共振检查，到底还有没有必要做? 它们到底有啥区别?"

乳腺磁共振检查与钼靶检查是完全不同的检查方法，其没有X线辐射。乳腺磁共振成像有很多优势：

（1）乳腺钼靶X线成像是一种重叠影像，可能会产生遮挡效应。而乳腺磁共振是一种多方向的断层成像。也就是说，我们可以对乳腺组织进行任意方向的切片，比如可以在横向、纵向或垂直方向把乳腺切成一层一层的薄片，从而对每个方向、每一层的薄片影像逐层观察，提高病变的检出率。

（2）乳腺磁共振具有良好的软组织对比。乳腺以软组织为主，乳腺磁共振检查可以清晰显示乳腺的各层结构，尤其可以清晰显示病变的形态、大小、信号特征、与周围组织的关系，对诊断提供极大的帮助。

（3）磁共振检查是一种多参数成像。我们可以扫描多个不同的序列，包括增强扫描，通过多种成像序列对同一个病变进行多维度的观察，获得多方面的诊断信息。就比如我们买一件衣服，可以请多个朋友一起看一看，提供多方面的意见，最后决定这件衣服到底值不值得买。

乳腺磁共振检查能清晰显示多病灶、多中心或双侧乳腺癌的病灶，并能够同时显示病灶与胸壁的关系，以及腋窝淋巴结转移情况，为手术方案的制订提供更可靠的依据。

二、哪些人群需要做乳腺磁共振检查？

虽然乳腺磁共振检查可以有效检出乳腺病变，但扫描时间较长，对患者的配合情况要求较高；另外，检查费用昂贵，因此一般不作为首选的乳腺影像学检查方法。我国2022年乳腺癌诊疗指南中提出以下乳腺磁共振检查的适应证：

（1）已做过乳腺X线摄影和超声检查，但对病变检出或确定病变的性质困难者。尤其是通过X线或超声检查发现乳腺病变，但难以确定良恶性时，需要做乳腺磁共振检查进一步明确。

（2）乳腺癌术前分期。指临床已经通过穿刺或病理学检查确诊了乳腺癌，在手术之前需要做磁共振检查进行分期，以确定治疗方案。需要重点关注：乳腺癌灶的大小，与周围组织结构的关系（是否侵犯到皮肤和胸壁）；是否有淋巴结转移（淋巴结转移的数量和部位）；是否有远处转移。这些，都可以通过磁共振检查来确定。

（3）筛查对侧乳腺是否存在肿瘤。乳腺癌并非只发生于一侧乳腺，部分乳腺癌会在双侧乳腺同时发病，我们可能会关注一侧乳腺比较大的病灶，而忽视了对侧小的病灶。因此，在乳腺癌治疗之前，需要做磁共振检查，观察对侧乳腺是否同时存在病灶。

（4）评价乳腺癌新辅助化疗的效果。

（5）寻找腋窝淋巴结转移的原发灶。部分乳腺癌以腋窝淋巴结转移为首发症状，这时我们需要"顺藤摸瓜"，寻找乳腺内的原发灶，此时需要做磁共振检查。

（6）乳腺癌术后鉴别治疗后瘢痕和肿瘤复发。评估肿块切除术后切缘阳性患者的残留病灶。

（7）乳腺假体植入后的评价。

（8）引导乳腺病灶的定位及活检。

三、乳腺磁共振检查前需要做哪些准备？

许多患者对磁共振检查还比较陌生，每每看到放射科磁共振室大门上赫然贴着"强磁场，请勿靠近！"几个大字时，内心不免有些许恐惧。其实，做乳腺磁共振检查，并没有那么可怕，只要我们在检查前做好以下准备，还是比较安全的。

首先，需要确定是否存在磁共振检查的禁忌证，确保检查过程中的安全。禁忌证主要包括以下几方面：①体内有起搏器、外科金属夹等铁磁性物质以及其他不得接近强磁场者。②有磁共振对比剂过敏史者。乳腺磁共振检查一般需要做增强扫描，需注射对比剂，因此，有对比剂过敏史的患者无法完成检查。③幽闭恐惧症患者。幽闭恐惧症，顾名思义，是在封闭的空间内产生的一种焦虑、恐惧的感觉。磁共振的设备孔径一般不会太大（70 cm 左右），因此有幽闭恐惧症的患者可能会引起不适，因而无法完成检查。④一般情况很差，严重的肝肾功能不全，病情危重、昏迷或不能长时间耐受磁共振检查者。如果患者存在以上的禁忌证，需要及时告知临床医生，可能无法完成磁共振检查，需要更换其他检查方法。

其次，需要确定自己的月经周期，选择最佳的检查时间。正常乳腺腺体的强化程度与体内的激素水平密切相关，并且随月经周期呈周期性变化；而乳腺病变（如乳腺癌）的强化方式与月经周期无关。一般情况下，尽量安排在月经周期的 7～14 天做乳腺磁共振检查，此时，正常乳腺腺体在增强扫描之后强化程度最弱，不容易掩盖病变。但对于已经确定乳腺癌的患者或在特殊情况下需要紧急做磁共振检查时，可不按照此要求去做。另外，绝经期的女性也可以忽略此条。

糖尿病患者是否需要停用二甲双胍？做乳腺增强磁共振检查之前，一些比较谨慎的医生可能会建议您停用二甲双胍 48 小时，主要原因是二甲双胍与磁共振的"钆"对比剂均通过肾脏排泄，有肾功能损害时，可能会引起二甲双胍在体内蓄积，一方面会增加血乳酸生成，另一方面会阻滞血乳酸代谢，造成血乳酸水平增高，又称为"二甲双胍相关性乳酸酸中毒"，严重者可引起死亡。但 2018 年新出的一份《脑血管造影术操作规范专家共识》中建议对于肾功能正常者，注射对比剂前不需要停用二甲双胍，但使用对比剂后应在医生的指导下停用二甲双胍 2～3 天，复查肾功能正常后可继续用药；对于肾功能异常者，使用对比剂前 2 天暂时停用二甲双胍，之后还需停药 2～3 天，复查肾功能正常后可继续用药。

另外，患者需要仔细回忆自己的临床病史，尽量详细地向医生说明自己的既往病史。包括症状、体征，是否有乳腺癌的家族史，是否存在乳腺癌高危因素，有无乳腺穿刺、活检史或手术史，是否已经有过病理学检查结果，是否绝经以及月经周期情况，有无服用激素或激素替代治疗或抗激素治疗病史，有无胸部放疗病史，有没有做过乳腺其他的相关检查等，并且要告知本次做乳腺磁共振检查的目的是什么。医生详细了解病史后，在做影像诊断时可以做到有的放矢。

四、乳腺磁共振检查发现肿块，如何判断良恶性？

前几日，一位患者拿着乳腺磁共振检查报告慌慌张张过来找我："医生，我的乳腺上为什么会有这么多的肿块，是不是都不好？"

我们如何确定肿块的良恶性呢？其实乳腺良恶性肿块在磁共振图像上是有一定的影像学特征的，放射科医师在书写诊断报告过程中，会仔细观察这些特征，抽丝剥茧，并使用一些专用的术语，对病变的征象进行描述，这些描述病变的专业术语可以反映乳腺病变的良恶性。下面我们针对影像报告中的描述术语做一下解读。

乳腺增强磁共振扫描发现的病变，从形态学上通常分为以下三类：灶点状强化、肿块、非肿块。其中，"灶点状强化"听起来更陌生一些，其实"灶点状强化"和"肿块"主要在病灶大小上存在一定的区别。灶点状强化通常表现为乳腺腺体中多发的点状强化病灶，直径通常小于 5 mm，好似晴朗夜空中的点点繁星，多见于生理性的乳腺增生腺体组织，可能与月经周期或者患者口服过雌激素有关；也可以见于较小的良性肿瘤，比如导管乳头状瘤、纤维腺瘤、乳腺内淋巴结、不典型增生等；极少情况下见于原位癌、微浸润癌等病变。

对于"肿块"大家一定不会陌生，也让人望而生畏。良性的肿块，一般呈类圆形或卵圆形，边缘光滑，像鹅卵石一般；而恶性肿块通常形态不规则，边缘不光滑，反映了肿块在各个方向生长速度的不均匀性。如果看到毛刺，则绝大多数为恶性肿块。肿块内部的强化特征也有鉴别价值。良性病变一般强化比较均匀，恶性病变通常表现为不均匀强化，尤其呈环形强化，并且环的内壁厚薄不均时，更提示恶性。良性肿块通常呈持续、渐进性强化；恶性肿块多表现为早期强化，后期强化幅度减低。

"非肿块样强化"是相对比较特殊的一种表现。一般认为，如果病变呈区域分布强化、多个区域分布强化以及弥漫分布强化通常以良性病变居多。如果病变呈叶、段分布，也就是呈三角形或锥形分布，尖端指向乳头，通常提示病变来源于单一的乳腺导管系统，也就是分布于一个乳腺大叶之内，这种强化可以见于恶性病变。另外，当非肿块样强化区域在双侧乳腺呈对称性分布时，常提示良性改变，可能与激素水平有关。

总而言之，乳腺肿块的良恶性鉴别需要通过多种征象，联合分析，必要时还需穿刺活检，才能最终确定。

五、腋窝发现肿大淋巴结，是肿瘤转移吗？

许多患者看到诊断报告中提示"腋窝淋巴结增大"，内心异常紧张，"为什么会有增大的淋巴结？难道是淋巴结转移啦？"今天我们就说一说关于腋窝淋巴结增大的那些事。

离乳腺比较近的淋巴结就在腋窝，因此，腋窝淋巴结也是乳腺癌最容易转移的部位。在临床工作中，确定增大的淋巴结是良性的反应性增生，还是恶性转移，对乳腺癌的治疗至关重要。正常的腋窝淋巴结都比较小，直径一般都小于 5 mm。那当淋巴结增大时，如何鉴别其良恶性呢？我们可以根据磁共振图像上淋巴结的形态和信号进行鉴别。良性的淋巴结一般呈卵圆形或长条形，短径一般小于 1 cm，边缘光滑，包膜完整，与周围正常组织分界清楚，其中心可见含脂肪的淋巴门结构。而恶性淋巴结形态多样，多呈圆形或不规则形，短径一般大于 1 cm，形态上会更加饱满，边缘不清楚，或向周围浸润生长，中心看不到含脂肪的淋巴门结构。所以，当磁共振图像上显示的淋巴结"温文尔雅，又瘦又高"，与邻居"和睦相处"，则是"好人"；如果淋巴结"又胖又肥，面目狰狞"，并且"时常骚扰邻居"，则多数是"坏人"。

因此，腋窝增大的淋巴结未必都是恶性，需要具体情况具体分析。并且，只有当乳腺发现恶性病变时，对腋窝增大淋巴结的良恶性鉴别才有意义，如果乳腺本身没有恶性病变，则腋窝增大的淋巴结多数为良性。

六、影像检查报告中的 BI-RADS 分类是什么？

前几日，有位患者拿着乳腺磁共振检查报告急匆匆过来咨询："医生，我的报告上写的 BI-RADS 2 类，到底是什么意思，是不是很严重？"许多患者都会有类似的感觉，对诊断报告上的"BI-RADS"几个英文字母，一脸茫然，下面我们就介绍一下乳腺影像检查的 BI-RADS 分类。

BI-RADS 是 Breast Imaging Reporting and Data System 的缩写，又称为"乳腺成像报告和数据系统"，是用于乳腺影像学检查报告的标准化系统。影像科医生发现病变时，可以按照这套标准对病变进行规范的描述、诊断、良恶性分类并给出临床处理建议。

BI-RADS 0 类：乳腺影像检查评估不完整，需要进一步的影像学评估或与既往的检查对比。需要注意的是，0 类并非没有问题，而是单纯的乳腺影像检查无法确定病变，而是需要结合其他的检查，比如乳腺腺体非常致密，看不到病变或者图像质量存在一定问题。

BI-RADS 1 类：乳腺无异常发现，无须任何处理。

BI-RADS 2 类：典型的良性病变，只需要常规定期筛查即可。

BI-RADS 3 类：良性的可能性大，建议 6 个月随访。

BI-RADS 4 类：如果报告里是 4 类，就需要您注意了，这需要活检来进一步确定病变的性质。

BI-RADS 5 类：影像学上高度怀疑恶性，这一类的病变恶性的可能性大于 95%，建议活检，进一步明确。

BI-RADS 6 类：病理证实的乳腺癌。

通过对以上 BI-RADS 分类系统的介绍，大家对比自己的影像检查报告，是不是已经心中有数了。当然，拿到诊断报告后，还需要请专科医生指导，才能获得正确的诊疗。

（郑作锋）

第六章

心脏影像

第一节　带您了解心脏磁共振检查

一、什么是心脏磁共振检查?

"医生,我胸闷、心悸,心电图和心脏超声检查不出什么问题,心内科医生建议做心脏磁共振检查,那什么是心脏磁共振检查呢? 它比心脏超声有什么优势呢?"

心血管磁共振成像,也叫心脏磁共振,是一种可以评估心血管结构和功能的影像检查。心脏磁共振检查无辐射、无创,可以多方位、多序列显示心脏;不使用对比剂也可以显示心腔及大血管;电影序列还可以动态观察心脏的整体和局部运动有无异常,可以得到心功能参数评估心脏功能;可以获得心肌的组织学信息及血流信息;不受操作者主观因素影响。它能客观提供、记录很多心血管的信息,在心血管疾病(如缺血性心脏病、心肌病、心肌炎、心脏肿瘤等疾病)诊断、预后及疗效评估中有重要作用,是心血管 CTA 及心脏超声检查的重要补充。

二、做心脏磁共振检查需要做哪些准备?

"医生,我要做心脏磁共振检查,请问需要做哪些准备呢?"

患者在检查前应了解检查可能存在的风险,并签署知情同意书。接受呼吸训练,心脏磁共振检查需要患者吸气或呼气末憋气扫描,一般需要半个小时到一个小时,需要与技术员配合良好才能得到良好的图像。检查医师还需要了解患者的既往史、现病史及家族史,以及已做的和未做的心血管相关检查;了解患者有无磁共振检查的禁忌证等情况。

第二节　心脏磁共振可以检查哪些疾病

一、冠心病需要做心脏磁共振检查吗？

"医生，我胸前区疼痛，冠状动脉 CTA 和心电图提示冠心病，医生建议做心脏磁共振检查，有必要吗？"

冠心病在全球人群死亡原因中居首位。冠心病是缺血性心脏病的代表性疾病，目前内科药物、支架植入术、冠状动脉搭桥术等治疗方法显著提高了患者的生存率；但目前的治疗方法无法使梗死心肌再生，只能干预挽救缺血心肌，因此早期发现缺血心肌或进一步准确地评估心肌梗死的范围和程度，对患者治疗方案选择至关重要。心脏磁共振检查是评估心脏结构和功能的"金标准"。临床医生建议的心脏磁共振检查有助于冠心病的进一步诊治。

二、急性心肌梗死时磁共振检查能看到什么？

"医生，心脏磁共振报告说我有急性心肌梗死，严重吗？需要放支架吗？"

急性心肌梗死，通常指冠状动脉急性闭塞，引起心肌细胞缺血、坏死。梗死范围小，患者症状较轻；当发生大面积心肌梗死时，会引起急性左心功能不全，需要紧急对症治疗。心脏磁共振检查显示梗死范围和程度对评估急性心肌梗死严重程度及制订治疗方案和随访有重要意义。

三、什么是肥厚型心肌病？磁共振检查能看到什么？

"医生，我做心脏彩超怀疑有肥厚型心肌病，还有必要做心脏磁共振检查吗？"

肥厚型心肌病是最常见的遗传性心脏病，大部分患者无明显症状，一部分患者终身未诊断，少部分患者可因胸闷、气短、晕厥等其他疾病偶然发现，是运动员以及青少年发生心源性猝死的常见原因。它导致的左心室流出道梗阻及心肌纤维化是心源性猝死或充血性心力衰竭的主要原因。如果流出道梗阻严重，需要手术解除或缓解梗阻。广泛心肌纤维化导致心功能不全，因此患者需要临床用药抑制心肌重构。心脏磁共振检查不可以准确地评估地心脏的形态、功能，无创评估心肌纤维化并能提供血流动力学信息，在肥厚型心肌病的诊断、分型、诊疗决策与预后判断中都有重要的价值。

四、心脏会长肿瘤吗？磁共振检查能看到什么？

"医生，我朋友体检超声报告显示心房长有东西，医生让做个心脏磁共振检查看看是什么问题，请问心脏会长肿瘤吗？"

　　心脏肿瘤非常少见，原发的更少见，而且良性肿瘤居多，以心房黏液瘤最常见。磁共振可以清晰显示心脏肿瘤的形态、位置，以及观察肿瘤的活动度。但肿瘤长在心脏，即使是良性肿瘤也可因影响心脏瓣膜活动、阻塞心腔而导致心力衰竭，或因肿瘤脱落发生肺与体循环栓塞而引起严重并发症。因此即使是良性肿瘤也要手术治疗。

（林　华）

第七章

肝胆胰脾影像

第一节 关于腹部影像检查您需要知道的

一、肝脏病变，做了 CT 平扫，为什么还建议做 CT 增强检查？

"医生，我肝脏有个病变，做了腹部 CT 平扫检查，为什么还需要做 CT 增强检查呢？"经常有患者提出这样的疑问。

CT 平扫检查方便、安全，但只能通过病变的位置、大小、形状、密度等来鉴别诊断，对肝脏病变的诊断价值有限。CT 增强检查是在 CT 平扫基础上，经静脉注入碘对比剂，可以增加病变组织与正常组织之间的图像对比度，提高病灶的检出率，发现一些 CT 平扫未显示的肝脏病变；还可以提高病灶定性诊断能力，比如有恶性肿瘤病史的患者，CT 平扫看到肝脏低密度病变，不能确定是肝血管瘤还是肝转移瘤时，增强检查可以辅助鉴别诊断（图 7-1）；CT 平扫还能观察肝脏病变与周围结构如血管的关系，帮助手术医生判断肿瘤切除的可行性和进行肿瘤分期等。

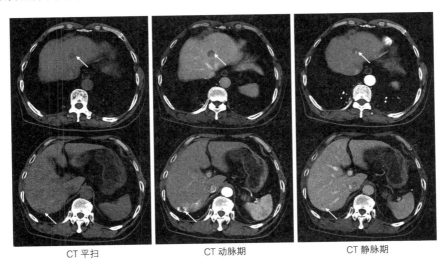

CT 平扫　　　　　　　　CT 动脉期　　　　　　　　CT 静脉期

图 7-1　肝血管瘤 CT 平扫和增强图像（箭头指示）

二、肝脏病变时需要做增强检查，选择 CT 增强检查还是磁共振增强检查

"我肝脏有个占位，医生建议进一步做增强检查，那我是做 CT 增强检查好，还是做磁共振增强检查好呢？磁共振增强是不是比 CT 增强更高级？"一些患者有这样的疑惑。

CT 增强检查是通过静脉注射碘对比剂、磁共振增强检查是通过静脉注射钆对比剂后进行扫描。磁共振检查具有多参数成像、无电离辐射以及较高的软组织分辨率特征，可以提供一些 CT 图像无法得到的信息。但是磁共振增强检查同时也具有检查时间长、噪声大和心脏起搏器植入、心脏支架植入患者不能检查等劣势。CT 和磁共振增强检查有各自的优势和相对薄弱的地方，两种检查方式是相辅相成的关系，并不是谁更高级的关系。究竟选择 CT 还是磁共振增强检查来观察肝脏病变，医生会根据您的情况，给出专业的意见。

三、什么是普美显增强磁共振检查

"医生，我检查报告中提示肝脏病变，医生建议做普美显增强磁共振检查，这个检查与普通磁共振增强检查相比有什么特殊吗？"

普美显是钆塞酸二钠（Gd-EOB-DTPA）的商品名，是一种新型肝胆特异性磁共振对比剂。静脉注射普美显 10～20 分钟后行磁共振检查可获得肝胆特异期图像。普美显增强磁共振检查是肝脏及胆道疾病的重要检查，可以提高肝脏结节的病灶检出率及定性诊断的正确性，特别是 < 1 cm 小病灶的检测（图 7-2），对于超声 /CT 或钆对比剂增强磁共振表现不典型的肝癌诊断、肝硬化相关的诊断、非肝硬化相关局限性良性病变的鉴别诊断、肝癌的术前和治疗后评估等有临床价值。

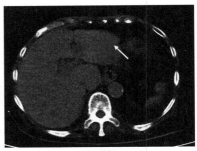

CT 平扫

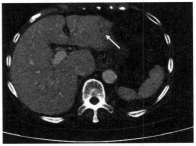

CT 增强

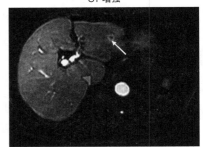

MRI 增强静脉期

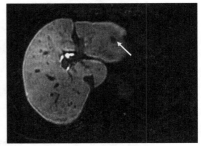

MRI 增强肝胆特异期

图 7-2　肝脏 CT 平扫和增强、普美显磁共振增强图像（箭头指示）

注：95 岁女性，确诊结肠癌；CT 检查观察到肝脏一个可疑 < 1 cm 的结节，不能明确性质。普美显磁共振增强检查诊断肝脏转移瘤

四、腹部检查过程中"吸气－屏气－呼气"的指令怎么配合，有什么意义

"医生，腹部检查时经常听到'吸气－屏气－呼气'的指令，这个是什么意思，需要怎么配合呀？"

腹部 CT 或者磁共振检查过程中，一次屏气往往不能完全采集完所有的图像，需要分段屏气完成检查。由于每次患者吸气量会有差异，肝脏上下位置会有所不同，分段扫描后可能会出现错层，甚至会导致图像变形，所以，要求患者"吸气－屏气－呼气"，通过调整吐气量保证肝脏在每次采集信号的时候位置相对固定。良好的呼吸配合会缩短检查时间，让检查更顺利，图像质量更优，为病变的检出和明确诊断提供保证。

那么需要怎么配合呢？检查前技师会对患者进行呼吸训练，"吸气"：吸入一口气，同时胸腹部尽量保持不动；"屏气"：停止呼气，闭口屏气状态，保持胸腹部平稳无波动；"呼气"：缓慢呼出气体，同时胸腹部尽量保持不动。

五、什么是 MRCP 检查

"医生，什么是 MRCP 检查，需要静脉注射对比剂吗？"有时候临床医师会建议患者进行 MRCP 检查。那么什么是 MRCP 检查呢，有什么优势，需要做什么准备呢？

MRCP（magnetic resonance cholangiopancreatography）检查，全称是磁共振胰胆管成像，能够清晰地展现胰腺和胆管系统，从而帮助医师诊断胰胆系统的疾病。MRCP 检查具有无创性、安全性高的特征。MRCP 检查不需要使用内窥镜、导管等有创手段，不需要注射对比剂，直接利用胰胆道内的胆汁、胰液在图像上呈现高信号的特点，实现无创获得高分辨率的胰胆系统图像。MRCP 检查通常用于胰腺和胆道疾病的诊断，比如胰腺疾病，包括胰腺良/恶性肿瘤、胰管内病变、胰管发育异常等；以及胆管疾病，包括胆石症、胆道肿瘤等（图 7-3）。MRCP 检查前需禁食水 4 小时，检查过程中配合放射技师的指令就可以获得清晰可靠的图像。

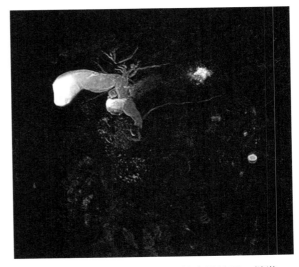

图 7-3　MRCP 图像示胆总管末端结石，继发胆系扩张

第二节　腹部常见问题报告解读

一、为什么 CT 没有发现胆囊结石，磁共振诊断了胆囊结石？

"医生，为什么我 CT 检查没有发现胆囊结石，磁共振检查诊断了胆囊结石呢？是不是 CT 漏诊了？"

胆囊结石有多种成分，根据化学成分的不同，可分为胆固醇结石、胆色素结石（主要成分为胆红素钙）和混合型结石（主要成分包括胆固醇及胆红素钙）。根据成分不同，胆囊结石在 CT 图像上可表现为低密度、等密度及高密度影。胆固醇结石不含钙质，无法通过 X 线和 CT 显影，称为 CT 阴性结石。由于成像原理的不同，CT 阴性结石有时可以在 B 超或磁共振图像上显示。因此有时候 CT 图像上看不到胆囊结石，并不能完全排除胆囊结石，也有可能是 CT 阴性结石，这时可以结合 B 超或磁共振检查综合判断（图 7-4）。

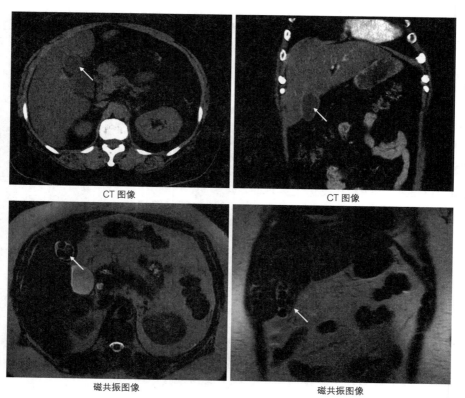

图 7-4　腹部 CT 和磁共振图像，CT 图像上未见胆囊结石，磁共振
检查显示胆囊多发结石（箭头指示）

二、CT/ 磁共振检查报告胆囊壁增厚是胆囊炎吗?

"医生,CT/ 磁共振检查提示胆囊壁增厚,这个是胆囊炎吗?"

胆囊壁增厚是胆囊疾病的常见表现,既可以是胆囊炎、胆囊腺肌症等良性疾病,也可能是胆囊癌等恶性疾病。胆囊壁增厚还可见于非胆囊疾病中,有低蛋白血症患者(尤其是肝硬化、肾衰竭等患者),胆囊壁可因水肿而弥漫性增厚。因此胆囊壁增厚,不能单纯地认为一定是胆囊炎。放射科医师会根据胆囊壁增厚的局限性 / 弥漫性、厚度、黏膜线连续性等以及其他伴随的征象来综合定性。

三、为什么 CT 检查有时候没有诊断出急性胰腺炎?

"医生,临床诊断我患有急性胰腺炎,为什么 CT 没有诊断呢?"

通过 CT 检查大多数情况下急性胰腺炎是能够诊断出来的,但 CT 检查也存在一定的局限性。在急性胰腺炎的早期阶段,胰腺的形态和密度变化可能不明显,此时 CT 检查可能无法检测到异常。急性胰腺炎的诊断不是仅仅靠 CT 检查这一项结果,医生会结合患者的临床症状,如剧烈上腹部疼痛、恶心、呕吐等,以及血液检查中的淀粉酶、脂肪酶等指标的升高情况来综合判断,必要时可能需要进一步进行磁共振检查。

四、CT 或磁共振诊断为胰腺囊性病变,一定是良性病变吗?

"医生,磁共振报告诊断我有胰腺囊性病变,是不是就是囊肿,是良性的吗?"

胰腺囊性病变不仅仅是单纯的胰腺囊肿。胰腺囊性病变是一组呈囊性或囊实性的胰腺占位性病变,包括肿瘤性(良性、交界性和恶性)和非肿瘤性病变。非肿瘤性胰腺囊性病变包括假性囊肿、真性囊肿、胰腺脓肿等,通常是良性病变。肿瘤性胰腺囊性病变是指源于胰腺导管上皮和(或)间质组织的囊性肿瘤性病变,包括浆液性囊腺瘤、黏液性囊腺瘤、实性假乳头状瘤、导管内乳头状瘤和囊性神经内分泌肿瘤。部分胰腺囊性肿瘤存在恶变为胰腺导管腺癌的风险,因此随访或手术治疗是有必要的。

五、CT 或磁共振报告提示脾大,有什么意义?

"医生,CT/ 磁共振报告提示脾大,我为什么'脾大'了,这个有什么意义呢?"

脾脏是人体最大的淋巴器官,具有储血、造血、清除衰老红细胞和进行免疫应答的功能。引起脾肿大的病因有很多,主要分为感染性脾大和非感染性脾大。脾轻度肿大且无其他伴随疾病或症状时,多考虑生理性脾大,一般来说,可暂时不予以处理,可进一步完善相关检查明确病因,并定期随访就可以了。如果脾大伴有感染、白细胞减少、血液系统疾病等，应及时到医院找专科医生予以诊治。医生会根据导致脾肿大的原发病的不同，给予不同的治疗方案，以治疗原发病为主。

六、CT 或磁共振报告诊断副脾，有什么意义

副脾是正常脾脏以外存在的，与主脾结构相似、功能相同的脾脏组织。副脾的发生率很高，为 10%～30%，可单发也可以多发。多数患者无症状，无须过度紧张。副脾偶尔可出现自发性破裂、蒂扭转，需及时诊断和处理。

（曾飘娥）

胃肠道影像

第一节 胃肠道可以做什么影像检查

总有患者做检查的时候，不知道为什么做这项检查，也不知道这项检查能看出什么病变，更不知道做检查之前该做什么准备工作。比如做胃肠道造影的时候，会问"医生，我们做这项检查是看什么的啊？""我一会要喝什么啊？"做 CT 的时候会问"医生，我吃饭了能不能做？""我有胃炎能看出来吗？"针对患者的这些问题，我们简单讲一下胃肠道病变的常用影像检查方式及注意事项。

常用的胃肠道影像检查方法有胃肠道造影、CT、磁共振等，每种检查方法都有其优势。胃肠道造影是胃肠道疾病的首选检查方法，成像清晰，并可利用多体位、动态的观察方法显示脏器的局部和全貌，可以观察胃肠道的整体形态、蠕动、扩张及壁的柔软度，以此揭示胃肠道疾病的形态与功能性改变。胃肠道造影和 CT 检查虽然有一定的辐射，但对人体健康不会产生影响，可以放心检查。

CT 是胃肠道疾病的补充检查方法，若胃肠道造影或胃镜发现病变，尤其是肿瘤性病变，则需要 CT 进一步检查来确定病变的性质、浸润深度、累及范围、有无淋巴结及远处转移，进行临床分期，更好地指导临床治疗。磁共振软组织分辨率较高，但扫描时间较久，一般作为 CT 无法确定病变性质时的补充检查方法，对于病变浸润深度的确定也更灵敏、更准确；但磁共振检查也有其局限性，因为磁共振检查容易受呼吸伪影、肠道蠕动伪影的影响，因此在观察胃、小肠病变时不如 CT 检查，但对于结直肠病变可以较好地显示；由于磁共振扫描范围比较小，对于肿瘤性病变有无远处转移的检测也不如 CT。胃镜是胃肠道病变的"金标准"，可以直观地观察黏膜病变并且取活检，缺点是无法发现黏膜下病变，也无法判断病变的范围。因此胃肠道检查方法的选择，需要医生根据实际情况来判断哪种检查方法是最适合患者的。

第二节　带您了解胃肠道造影检查

一、什么是胃肠道造影检查?

胃肠道造影检查也称为消化道钡剂造影,是指用硫酸钡作为对比剂,在X线照射下显示消化道有无病变的一种检查方法。胃肠道造影可以显示食管、胃、小肠、结肠所在位置、形态、轮廓、腔的大小及扩张程度、黏膜皱襞情况,但对胃肠道肿瘤的内部成分、胃肠壁的浸润程度和壁外侵犯、淋巴及远处转移等的显示尚有一定的困难,还需与其他影像检查方法相结合。

目前胃肠道造影是可疑胃肠道疾病的首选筛查方法。胃肠道造影包括食管造影(图8-1)、上消化道造影(图8-2)、下消化道造影(图8-3)及全消化道造影(图8-4)。食管造影检查范围包括下咽、食管及贲门;上消化道造影检查范围包括下咽、食管、胃和十二指肠;全消化道造影包括上消化道的检查范围以及全组小肠、回盲部,对比剂约4小时到达回盲部,做完上消化道造影之后要间断观察小肠及回盲部情况;下消化道造影也称钡灌肠,检查范围包括直肠、结肠。部分医院针对下咽病变的患者也开展了下咽造影,拍摄范围仅包括下咽。根据患者要观察的部位,医生会开出相应的检查单。

二、胃肠道造影检查之前要做哪些准备工作?

做胃肠道造影检查时需要穿无金属遮挡的衣服,比如带有纽扣、金属拉链的衣服及后面带有金属扣的内衣应尽量避免;患者应提前摘取金属配饰、钥匙等物品,以免对消化道造成

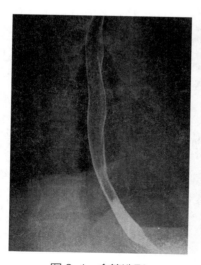

图 8-1　食管造影

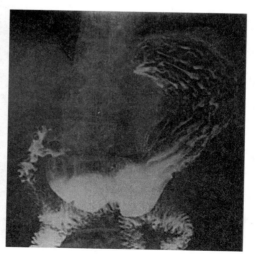

图 8-2　上消化道造影

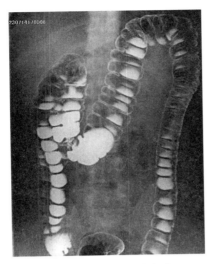
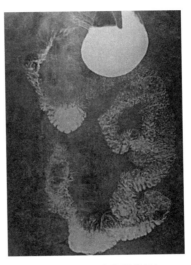

图 8-3 下消化道造影   图 8-4 全消化道造影

遮挡，影响观察。食管造影检查前无特别的注意事项，可以正常吃饭、喝水。上消化道造影及全消化道造影则需要在检查前 6～12 小时禁食禁水，水果、包子、豆浆都属于禁食的范围；检查前 3 天禁服影响胃肠道功能和不透 X 线的药物，以免残留在肠道内影响消化道的观察。下消化道造影一般是下午检查，需要检查前 2～3 天少渣伴流质饮食，检查当天禁食、服用泻药并大量饮水，排至清水样便方可；或当日上午清洁灌肠，使结直肠内无内容物，以便更好地观察结直肠病变。

三、做胃肠道造影过程中喝的那杯白乎乎的药是什么？对人体有害吗？

做食管造影、上消化道造影及全消化道造影检查时，医生会让患者喝一杯白乎乎的药，有淡淡的水果味，这个药就是对比剂，常用的是硫酸钡，也称为钡剂，用来显示消化道的黏膜等结构。由于消化道本身与周边其他组织密度相仿，常规 X 线摄影缺乏对比，此时就需要借助"钡剂"这种对比剂形成人工对比来显示消化道的组织结构。

钡剂不溶于水和脂质，不会被胃肠道黏膜吸收，一般检查完 2～3 天会随大便完全排出体外，对人体不会造成不良影响。做完检查只需要多喝水，或吃水果、蔬菜、粗纤维食品以促进胃肠道蠕动将对比剂尽快排出去即可。

四、胃肠道造影能检查什么疾病？

胃肠道造影可检查咽喉部疾病、食管静脉曲张、贲门失迟缓、胃食管反流、溃疡、憩室、胃肠道肿瘤性病变等。

第三节 胃肠道造影报告解读

一、报告中的"龛影""充盈缺损""憩室"是什么意思？

"龛影"代表局部胃壁溃疡形成，可以是良性溃疡，也可以是恶性溃疡；良性溃疡可以根据临床医生的建议保守治疗；恶性溃疡则需要 CT 或磁共振检查进一步确定病变范围。

"充盈缺损"是指胃肠道轮廓的局部向腔内突入而未被钡剂充盈的影像，肿瘤、炎性肉芽肿及异物均可看到此征象。影像科医生会根据病变的形态、局部胃壁的柔软度及黏膜情况等来判断病变的性质，如果是恶性病变则需要进一步检查以确定病变的范围及后续的治疗方式，如果是良性病变一般可随访观察。

消化道"憩室"是消化道局部囊袋样膨出，在消化道造影中表现为钡剂通过胃肠道管壁的薄弱区向外膨出形成的囊袋状影像。大多数患者无症状，一般无须处理；少数憩室可能会合并憩室炎或结石。若伴有腹痛、腹泻等症状，应及时就医。

二、黏膜皱襞增宽、纠集、破坏代表什么？

黏膜皱襞增宽，通常是由于黏膜及黏膜下层炎性浸润、肿胀和结缔组织增生所致，多见于慢性胃炎。

黏膜纠集，表现为黏膜皱襞从四周向病变区集中，呈放射状或车轮状，多因慢性溃疡产生的结缔组织增生、瘢痕收缩造成；恶性病变也可造成此征象，通常伴有局部黏膜破坏、管壁僵硬等征象。

黏膜破坏，是恶性肿瘤常见的表现，为恶性肿瘤局部正常黏膜消失、与周围正常黏膜有了明确分界所致。当报告中提到黏膜破坏、中断时，多是因为恶性肿瘤所致，此时应尽快就医进行下一步治疗。

三、CT 检查提示胃肠道恶性肿瘤，为什么还要做胃肠道造影？

如果 CT 检查提示胃肠道恶性肿瘤，做胃肠道造影有两个原因：

（1）胃肠道造影显示病变的位置、范围更直观，可以帮助外科医生明确手术方式及手术范围。

（2）用来鉴别癌和淋巴瘤。胃肠道造影可以动态观察病变局部胃肠道壁的活动性，如果病变局部胃肠道壁僵硬则为胃肠道癌的表现；如果胃肠道壁比较柔软、可以正常收缩扩张，则为淋巴瘤的表现。

第四节　带您了解胃肠道 CT 检查

一、胃 CT 检查前要做哪些准备？

胃 CT 检查前一周不做胃肠道造影检查，不服含金属的药物，以减少胃肠道内残存产生伪影影响观察。胃 CT 检查前要求空腹，最好在检查前 4~6 小时禁食，检查前半小时内喝大量水（1000 毫升，约两瓶矿泉水）或可乐（一到两瓶可乐），目的是将胃及小肠撑开，形成良好的对比，以更好地观察胃壁情况，做出可靠的诊断（图 8-5）。如果胃腔没有充分充盈，则胃壁皱缩，不利于胃病变的检出，影响检查结果的准确性（图 8-6）。

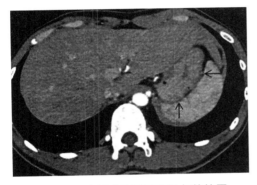

图 8-5　腹部 CT 显示充盈欠佳的胃
（箭头指示）

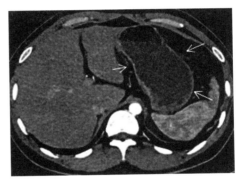

图 8-6　腹部 CT 显示充盈良好的胃
（箭头指示）

二、结直肠 CT 检查前要做哪些准备？

如果是观察结直肠病变，检查前 2~3 天需少渣伴流质饮食，检查当天禁食、服用泻药并大量饮水，排至清水样便方可；或当日上午清洁灌肠，使结直肠内无内容物，以便更好地观察结直肠病变。

三、胃镜提示胃炎、溃疡，为什么腹部 CT 检查没有提示胃肠道问题？

胃肠道不同于腹部实质脏器，它受肠内容物、肠管是否充盈良好等诸多因素的影响，CT（尤其是 CT 平扫）检查是有很大局限性的。如果患者不是因为胃肠道疾病来做 CT 检查的，一般不会提前做胃肠道准备，那么胃肠道壁一般是处于皱缩状态，并且肠腔内会有肠内容物，这些都影响胃肠道的观察，在这种情况下对于影像医师来说是很难确定胃肠道到底有无疾病的，除非特别明显的病变报告中会给予提示。对于充盈较好的胃，CT 检查也有其局限性，比如小的溃疡、胃炎、局限于黏膜的较早期的病变 CT 诊断的敏感性也很低。因此，CT 主要是胃肠道检查的一种补充检查方法，主要用来确定病变的良恶性，观察疾病的浸润深度、累及范围及淋巴结和远处脏器有无转移等情况。如果 CT 报告上提示胃壁增厚、黏膜不规则等字眼，而未给出明确诊断时，则需要进一步行胃镜检查来确诊。

四、诊断胃肠道病变是否要做增强检查？

CT 平扫可以显示肠梗阻、胃肠道穿孔及炎症等疾病，但是所提供的信息有限，对于很多疾病尤其是肿瘤性病变来说，CT 平扫只能用来初筛，漏诊率较高。增强扫描可以更好地显示局部黏膜、黏膜下层、肌层及浆膜面的情况，也可以反映病变局部血供、有无坏死等情况，为临床诊断提供更多的信息。

五、小肠病变首选什么检查方法？

小肠病变首选小肠 CT 检查。小肠 CT 对显示肠壁和肠腔外病变有明显优势，检查快捷、扫描时间短，可得到 1 mm 薄层数据并多方位重建，对小肠疾病的诊断非常重要。CT 平扫提供的病变信息有限，一般作为初筛的检查方法，若发现小肠病变或未发现病变但临床仍怀疑有问题的，则需要进一步进行增强 CT 或小肠 CT 造影检查。

小肠位置比较深、长度较长、走行迂曲，消化道内镜检查比较困难，很难观察到小肠的病变，且小肠病变起病隐匿，临床表现缺乏特异性，很容易造成漏诊、误诊。因此，小肠疾病建议做小肠 CT 造影或小肠磁共振检查。

第五节　胃肠道 CT 报告解读

一、TNM 分期指什么？

TNM 分期主要是应用于恶性肿瘤（食管癌、胃癌、结直肠癌及其他系统的恶性肿瘤）的临床分期，帮助指导临床治疗方法及手术方式的选择。对于胃肠道恶性肿瘤来说，并不是确诊就"大限将至"了，肿瘤细胞从无到有、从少到多也是一个不断发展的过程，为了更好地显示肿瘤的进展阶段，就有了 TNM 分期。

T 是"Tumor"（肿瘤）的首字母，T 分期描述了肿瘤原发病灶在胃肠道的浸润深度；N 是"Node"（淋巴结）的首字母，反映了原发肿瘤淋巴结转移的情况；M 是"Metastasis"（转移）的首字母，描述了原发肿瘤远处转移的情况。不同的分期对应临床不同的治疗及手术方式。

二、CT 提示胃肠道壁增厚一定是癌吗？

CT 检查报告中提示胃肠道壁增厚，可能的原因有几种：胃肠道壁局限性皱缩、炎症性增厚、肿瘤性增厚（癌、淋巴瘤）。CT 横断面能清楚地显示胃肠道壁增厚的征象，一般认为食管壁超过 5 mm、胃壁超过 10 mm、小肠壁超过 5 mm 为管壁增厚；结直肠壁超过 5 mm 为可疑增厚，超过 10 mm 是确定异常增厚。一般炎症性的增厚常引起广泛的肠壁增厚，局部黏膜面是完整的，可能伴有肠壁的水肿；癌的胃肠道黏膜多被破坏，管壁不均匀增厚伴强化，管壁僵硬；淋巴瘤一般表现为胃肠道壁均匀增厚伴均匀轻中度强化，胃肠道壁比较柔软，黏膜破坏不明显。如果有可疑的胃壁增厚，报告中会给予提示及诊断，患者可根据报告中的诊断咨询临床医生以进行下一步的检查及治疗。

三、检查报告中提示有腹盆腔多发淋巴结，一定有问题吗？

看到检查报告中提示腹盆腔、腹膜后多发淋巴结，很多患者就比较担心这些淋巴结是否有问题。正常情况下，腹盆腔分布着很多淋巴结，是我们人体正常存在的结构，所以报告中有时提示淋巴结并不一定都是异常的。淋巴结异常包括炎性肿大、肿瘤转移以及淋巴结自身的疾病，通常认为短径超过 8 mm 是异常的，此外还要结合淋巴结其他的特征，比如是否存在正常的淋巴门结构、边缘是否模糊、中心有无坏死、有无异常强化等诸多因素来给予诊断。如果患者无任何其他系统性疾病，看到报告中有多发淋巴结时，一般无须担心，可以观察或者咨询临床或影像科医生；如果报告中提示淋巴结肿大，则需要我们警惕，看淋巴结肿大的原因是什么，患者可咨询临床医生以进一步检查或治疗。

第六节　带您了解胃肠道磁共振检查

一、胃肠道疾病什么情况下选择磁共振检查？

磁共振检查一般是胃肠道肿瘤的补充检查方法，因为其特殊的成像方式，可以显示病变更多的内部组织信息，可以帮助诊断 CT 难以定性的疾病，对于肿瘤的临床分期也更准确。所以当胃肠道病变 CT 无法确定病变的性质、无法确定恶性肿瘤的浸润深度及周围组织的侵犯情况、恶性肿瘤放化疗后复查疗效评估时，可选择磁共振检查。

二、胃部磁共振检查前要做哪些准备？

胃是一个不断蠕动的空腔脏器，因此需在患者空腹、胃蠕动减弱、胃适当充盈等条件下才能清楚地显示胃壁各层结构和胃周的情况。检查前 1~3 天尽量食少渣食物，检查前空腹 6~8 小时、应用减弱胃蠕动的药物（山莨菪碱或胰高血糖素）和口服胃腔对比剂（水或可乐）。胃磁共振检查在显示黏膜病变、黏膜下病变方面优于 CT 检查，在显示有无浆膜面及周围组织结构受累方面较 CT 检查敏感性及特异性更高。

三、小肠磁共振造影检查前要做哪些准备？

小肠磁共振造影检查具有较高的软组织病变检出率，且无辐射损伤，能较好地显示小肠肠壁和肠腔内外的情况，对肠壁厚度、肠腔狭窄、周围淋巴结、血管及组织浸润情况显示良好，是小肠克罗恩病、小肠肿瘤的重要检查方法。检查前 1~3 天尽量食少渣食物，检查前一天提前排气、排便准备，检查当天完成灌肠或提前服用泻药，使肠道内容物完全排泄干净，避免肠道内容物伪影影响图像质量；可在检查前肌内注射山莨菪碱（654-2）减缓肠道蠕动，以减少肠道蠕动导致的运动伪影。

四、结直肠磁共振检查前要做哪些准备？

结直肠磁共振检查前 1~3 天尽量食少渣食物，检查当天完成灌肠或提前服用泻药，使肠道内容物完全排泄干净，避免肠道内容物伪影影响图像质量；为最大限度减少肠道蠕动导致的运动伪影，可在检查前肌内注射 654-2。

五、小肠克罗恩病是什么疾病？磁共振检查的目的是什么？

克罗恩病属于炎性肠病的一种，是一种慢性非特异性消化道炎症疾病，病理为肉芽肿性炎。此病多见于青少年，男女患病率相近。克罗恩病可累及消化道的任何部位，呈跳跃式分布；易出现穿孔、窦道，在穿孔周围包裹后形成腹腔脓肿。克罗恩病的病因目前尚不明确，一般认为可能与环境、遗传及肠道微生态等多种因素相互作用导致的肠道免疫失衡有关。常见的症状包括腹痛、腹泻、腹部包块，部分伴有肠外表现如口腔黏膜溃疡、皮肤结节性红斑、关节炎及眼病。

影像检查的目的主要是判断疾病的严重程度、有无瘘管等并发症、是否存在狭窄以及狭窄的原因，同时也可以进行治疗后评估。磁共振检查在判断是否存在活动性炎症、狭窄原因方面有一定的优势；活动性炎症在 T2WI 信号较高、DWI 高信号、增强明显强化；狭窄原因分为炎性和纤维化，不同原因预后也不同。因此影像检查在克罗恩病的诊断、评估方面是必不可少的。

（王慧慧）

第九章
妇科及生殖系统影像

第一节　妇科病变影像检查

一、子宫病变检查方法应如何选择？

筛查子宫疾病，首选超声检查。超声检查便宜且便捷，如果超声发现病变或者难以定性时需要进一步检查，则选择磁共振平扫加增强检查。磁共振平扫加增强检查是显示子宫疾病的最优检查方法（图9-1）。CT检查显示子宫病变信息量有限，漏诊率较高，但因CT扫描范围较磁共振大，因此可用于子宫恶性肿瘤的分期，可以发现有无远处淋巴结及脏器转移。

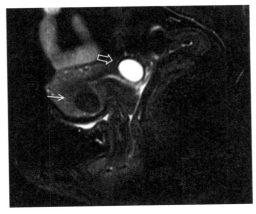

图9-1　磁共振示子宫肌瘤（细箭头）及宫颈纳氏囊肿（粗箭头）

二、子宫内膜病变检查方法应如何选择？

子宫内膜癌及癌前病变首选磁共振增强检查，磁共振可以显示肿瘤的浸润深度、是否累及宫颈以及周围的脏器，同时可以了解淋巴结转移情况。CT检查观察子宫内膜病变敏感性较差，一般不用于子宫内膜病变的诊断及鉴别诊断，但是因为CT扫描范围较广，且成像速度较快，观察子宫内膜癌远处脏器及淋巴结转移时首选CT增强检查。

三、宫颈病变检查如何选择？

宫颈癌及癌前病变首选磁共振增强检查。磁共振能较早地发现宫颈病变，优于超声和CT检查。磁共振检查可以清晰地观察肿瘤的边界、肌层及宫旁浸润情况、有无累及阴道及子宫体，也可显示局部淋巴结有无肿大，评估有无局部淋巴结转移（图9-2）。CT增强检查可显示较大的病变，但是观察早期宫颈癌敏感性差，漏诊率高；一般用于观察宫颈癌远处脏器及淋巴结转移情况。

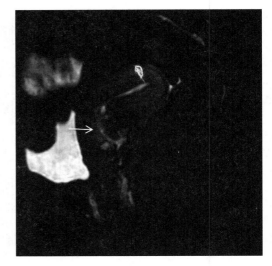

图9-2　磁共振显示宫颈癌（白箭头指示）

四、女性盆腔磁共振检查前要做哪些准备？

检查前应该提前将宫内节育器摘除，同时避开月经期，避免节育器金属伪影以及月经期盆腔内充血影响检查结果的准确性，建议在月经结束3~7天进行检查。检查前1~3天尽量食少渣食物，检查前一天提前排气、排便准备，可适当口服泻药或灌肠，使肠道内容物完全排泄干净，避免肠道内容物伪影影响图像质量。观察子宫病变时，需要适量憋尿，以更好地显示子宫；观察卵巢病变时不憋尿或适量憋尿，如果做磁共振检查可以排空膀胱，以免磁共振检查时间长导致膀胱充盈引起盆腔不适。

五、子宫腔内放了节育器可以做磁共振检查吗？

子宫节育器是一种放置在子宫腔内的避孕装置。经常有一部分女性患者去做磁共振检查，被检查医生告知"子宫里有环，不能做磁共振检查"。那么子宫腔内放置有节育器，真的不能做磁共振检查吗？做磁共振检查对人体有不良反应吗？

研究表明，目前没有发现子宫节育器在3.0 T及以下场强的磁共振检查中会对人体产生明显不良反应，但节育器内如果含有金属，周围会产生金属伪影，影响子宫及周围组织的观察以及疾病的诊断。因此子宫腔放了节育器是否会产生伪影与它本身的材料有关系。鉴于节育器种类的多样性和材质的复杂性，建议患者在检查前与医生主动沟通，在确认没有安全风险和影响的条件下再进行检查。

六、超声查出来子宫肌瘤，为什么还要做磁共振检查？

经常有患者咨询"医生，超声检查已经诊断了子宫肌瘤，为什么还要做磁共振检查呢？"

确实，超声因为其便捷、无创、无辐射等优点，在子宫肌瘤的诊断中占据了不可或缺的地位，对于一般无症状的子宫肌瘤患者，超声检查仍然是首选的检查手段。磁共振检查具有较高的软组织分辨率，可以更清晰地反映子宫肌瘤的形态和特征，对于较小的肌瘤、肌瘤生长监测等方面更为敏感，同时可以确定肌瘤的数量、血供以及严重程度；因此，磁共振检查能较超声提供更为详细和准确的信息，可以帮助医生在诊断、治疗和治疗决策的选择中做出更好的决断。

七、宫颈上皮内瘤变磁共振能看出来吗？

宫颈上皮内瘤变（cervical intraepithelial neoplasia，CIN）是通过诊刮病理确诊的，是宫颈癌的癌前病变，发展过程是 CIN →原位癌→浸润癌；CIN 病变比较表浅，在磁共振图像上大部分是无法显示的，部分原位癌因为病灶较小可能也无法显示，确诊需要通过阴道镜、诊刮等检查方法。

八、卵巢病变检查方法应如何选择？

卵巢病变首先超声，超声检查便宜且便捷，可以很好地发现卵巢病变，对于肿瘤、卵巢巧克力囊肿、黄体囊肿等良性囊性病变的诊断效能较高。超声可以诊断部分恶性病变，但信息有限，如超声无法定性则需进一步行 CT 或磁共振检查。

CT 扫描具有范围较大、成像速度快的优势，反映恶性卵巢病变的 NM 分期有很大的优势。对于 CT 不能确诊的卵巢疾病推荐磁共振增强检查，磁共振增强检查对深部软组织分辨率高，显示病变内部的组织成分（纤维、平滑肌、小囊变及黏液等）、判断病变的起源、侵犯范围及肿瘤 T 分期更敏感，因此磁共振增强检查对于卵巢肿瘤疾病的确诊要优于 CT 和超声。

九、报告中提示卵巢生理性囊肿，是有问题吗？

"医生，我卵巢有囊肿，会不会恶变？""上次报的有卵巢生理性囊肿，现在还有吗？"在临床上我们经常会听到患者问这样的问题。卵巢生理性囊肿，主要指卵巢滤泡囊肿、卵泡囊肿和排卵后黄体吸收过程中形成的囊肿，与生理周期有关，这种卵巢囊肿直径多较小，一般情况下可自然吸收，无须处理；若囊肿持续存在或破裂，应及时就医。

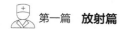

第二节 女性生殖系统疾病影像检查

一、异位妊娠检查方法应如何选择？

异位妊娠首选超声检查。对于正常妊娠，孕期3个月内尽量避免磁共振检查；怀孕期间慎用磁共振增强检查，除非患者放弃本次妊娠或妊娠无法继续。对于异位妊娠，磁共振平扫可以了解孕囊位置，明确孕囊与子宫的关系，为手术方式提供参考。因CT有辐射风险，除非已明确异位妊娠，否则不推荐CT检查。

二、孕妇什么时候适合做磁共振检查？

一般来说，怀孕3个月内应避免做磁共振检查；怀孕20周以上做磁共振检查是安全的；观察胎盘植入的最佳磁共振检查时期是孕28~32周。

三、生孩子为什么还要做磁共振检查？

很多患者很疑惑，怎么生孩子还要做磁共振检查啊？其实，医生让孕妇做磁共振检查很大一部分原因是为了观察该孕妇是否患有"植入性胎盘谱系疾病"。植入性胎盘谱系疾病（简称"胎盘植入"）是一组危险的妊娠并发症。晚育、高龄产妇以及有剖宫产病史等都可能导致胎盘植入的发生率增高。胎盘是为发育中的胎儿提供氧气和营养的器官，正常情况下胎盘附着在子宫壁的表面；但出现胎盘植入时，胎盘在子宫壁上会过度生长和扎根，以异常的方式粘连或侵入子宫壁深层，甚至有时会穿透子宫，侵及邻近器官（比如膀胱）。因此，胎盘植入是导致产后大出血和子宫切除的主要原因之一。

超声检查一般作为胎盘植入的初筛检查方法。而磁共振检查可以帮助医生清楚地观察到超声下难以清晰观察到的子宫和胎盘情况，对有无胎盘植入进行诊断和监测，确定胎盘的位置、植入的类型以及是否累及周围的血管或组织，以便及时采取必要的措施保护母婴的健康与安全。除此之外，磁共振检查还可用于监测胎盘植入患者的病情进展和治疗效果。因此，对于早期发现胎盘植入的潜在病变、监测治疗效果、保证孕妇的安全，磁共振检查至关重要。

四、产后尿失禁、子宫脱垂、有排便不净感，这些我以为的产后正常现象真的正常吗？磁共振能帮助我们什么？

很多妈妈产后会有这样的经历：打个喷嚏，大笑一声，跑步上楼，一不小心漏尿了。尽管有尴尬和不便，但很多人仍认为这是产后的正常现象，忍一忍就过去了。其实这属于盆底功能障碍的表现，除了尿失禁，盆底肌松弛还会造成很多健康隐患，严重影响了女性的生活质量。

女性盆底功能障碍性疾病是由于盆底支持系统退化、损伤所致松弛而引发的一类疾病。主要包括：盆腔脏器脱垂（膀胱膨出、子宫脱垂）、排尿异常（尿失禁、尿潴留）、排便异常（粪失禁、便秘）、慢性盆腔痛（会阴痛、膀胱痛）。女性盆底功能障碍性疾病好发于有多次阴道分娩史、手术分娩中阴道有机械损伤或神经损伤、腹压较高（怀孕、便秘、慢性咳嗽、长期体力劳动）、肥胖、根治性盆腔手术史、盆底放疗史、盆底神经性破坏等人群中。对于这类人群，可进行磁共振排粪造影，即在正常状态和用力排粪动作时进行磁共振检查，观察盆底肌肉的状态，用于评价盆底肌肉（耻骨直肠肌、耻骨尾骨肌、髂尾肌及肛门内外括约肌）形态的改变，尿道及肛提肌走行、信号及完整性，以辅助临床诊断、指导治疗方式及治疗效果评估。

还有患者诉苦"医生，我经常想去厕所，总觉得大便没有排干净"。排便不净，虽然不是太大的问题，但其实还是很难受的，很多患者不了解这个疾病或者羞于提出自己的不舒服，默默忍受很多年，殊不知这也是可以通过治疗得到解决的。排便不净感多是由于盆底疝引起的，盆底疝是一种容易被忽略的疾病，好发生于先天性或后天性腹内压升高（肥胖、习惯性便秘、慢性咳嗽、妊娠等）、盆底筋膜损伤（分娩、妇科手术、结直肠手术）的人群中。磁共振排粪造影能确定盆底疝是否存在，并准确地评估疝囊的位置及疝内容物，是一种很好的检查方法，可用于指导临床手术治疗并检测手术效果；小毛病得到解决，患者的生活质量自然也得到很大的提高。

五、怀孕困难，医生给开的 X 线子宫输卵管造影检查是为了观察什么？

X 线子宫输卵管造影是评估输卵管是否通畅的首选检查方法，通过导管向子宫腔内注入对比剂，使子宫腔和输卵管显影，在 X 线透视下观察及摄片。该检查可用于观察输卵管的通畅性，判断阻塞部位、是否有积水、管腔内有无病变等，判断输卵管的蠕动功能和伞端的拾卵功能等；同时也可以观察宫腔的发育情况，有无子宫发育异常、宫腔粘连、占位等，判断是否满足受孕条件。X 线子宫输卵管造影对于久婚未孕的女性是非常有帮助的检查。

X 线子宫输卵管造影还具有一定的治疗作用，能增加不孕女性的怀孕概率（个别患者造影后可变通畅）。对于多次刮宫引起的宫腔内粘连，对比剂还有一定的分离粘连的作用。

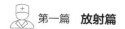

第三节　男性生殖系统疾病影像检查

一、前列腺癌筛查要知道的小知识

前列腺癌是男性泌尿生殖系统常见的恶性肿瘤之一。近年来，随着中国人口老龄化加剧，我国前列腺癌的发病率和死亡率都明显上升。而前列腺癌预后与诊断时分期密切相关，所以前列腺癌的筛查对疾病预后非常重要。磁共振是发现前列腺癌的最佳影像检查方法，对于早期病变也有较好的敏感性，同时可以反映病变的大小、位置、与周围结构的关系等情况（图9-3）。若超声或磁共振发现可疑的病变但不能完全定性时，还可以选择进行穿刺活检。前列腺癌早期几乎无任何症状，不易发现。对于前列腺癌高危人群，可定期进行前列腺特异性抗原（PSA）联合超声或磁共振检查，以期早发现、早诊断、早治疗，从而降低前列腺癌的死亡率。

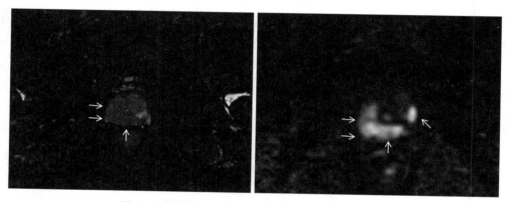

图9-3　磁共振图像显示前列腺癌（白箭头指示）

二、前列腺磁共振检查前要做哪些准备？

前列腺磁共振检查前需排气、排便，以免肠道内气体或肠内容物产生图像伪影，影响图像质量及诊断结果。经常便秘、排尿困难的患者可提前服用泻药清洁肠道。检查前需保持膀胱适度充盈，无须过度憋尿，也不能排空尿液。

三、CT或磁共振报告中前列腺增生的诊断，影像诊断标准是什么？

前列腺增生是指前列腺的良性肥大，是老年男性最常见的疾病。影像学检查在确诊前列腺增生以及判断前列腺增生严重程度上具有重要意义。

　　盆腔 CT 平扫能够显示前列腺的大小和形态改变，诊断标准为前列腺横径超过 5 cm 或上缘超过耻骨联合上方 2 cm。CT 平扫只能从形态学上诊断前列腺是否增生肥大，CT 增强检查可能能显示前列腺增生结节，但敏感度远不如磁共振检查。磁共振检查能明确显示前列腺增生的程度，并有助于区分良性前列腺增生及前列腺肿瘤，是前列腺疾病最优的影像学检查方法。前列腺增生表现为前列腺增大、信号不均匀，内可见多发前列腺增生结节，T1WI 呈等、低信号，T2WI 呈高信号、低信号，部分结节边缘可见 T2WI 低信号包膜，包膜是否完整是诊断结节良恶性的有力证据。

四、PSA 升高一定是得了前列腺癌吗？

　　中老年患者怀疑前列腺有问题时，一般会查 PSA 指标，那么 PSA 到底是什么？PSA 升高一定是得了前列腺癌吗？PSA（prostate specific antigen），中文名为前列腺特异性抗原，是由前列腺的细胞分泌的，是诊断前列腺癌的特异性指标。PSA 升高不一定是得了前列腺癌，前列腺炎、良性前列腺增生也会引起 PSA 的升高，但是升高程度不如前列腺癌明显。因此此时还需要结合 PSA 的数值来分析。

　　血清中 PSA 包括复合 PSA（C-PSA，PSA 以结合形式存在）和游离 PSA（f-PSA），两者的总和称为血清总 PSA（t-PSA）。t-PSA 的正常值一般为 0~4 ng/ml。当 t-PSA 指标大于 10 ng/ml，患有前列腺癌的可能性较大；若患者总 PSA 水平在 4~10 ng/ml，而 f-PSA/t-PSA ＜ 0.16，高度提示前列腺癌变；需进一步行磁共振检查或穿刺明确诊断。

五、为什么前列腺穿刺活检之前要做前列腺磁共振检查？

　　经常有患者问，"医生，前列腺穿刺不是诊断前列腺良恶性的金标准吗？为什么做之前还要做磁共振检查？"穿刺之前做磁共振检查并非无用功，它可是有很大的作用的！

　　（1）减少不必要的穿刺：穿刺毕竟是有创检查，有操作风险并且可重复性差。同样有排尿困难、尿频尿急和尿痛，一部分患者可能只是患有前列腺炎或者前列腺增生，如果前列腺磁共振没有发现怀疑癌的病灶，就不用去做穿刺活检。

　　（2）增加穿刺的准确性：医生用超声做穿刺的时候可以结合前列腺磁共振图像，对磁共振提示有异常的区域有目的性地多穿几针，可增加穿出肿瘤组织的概率。

　　（3）疾病分期和治疗评估：如果穿刺结果为前列腺癌，磁共振检查不仅可以对肿瘤进行分期，还可以观察前列腺周围的组织（比如精囊腺、骨骼、淋巴结、周围血管丛）有没有受到肿瘤的侵犯，更好地评估治疗效果。

　　（4）如果穿刺发现不是前列腺癌，可结合 PSA 指标定期进行磁共振随访观察。

六、前列腺磁共振报告中提到的 PI-RADS 分级是什么意思？

患者经常会看到前列腺磁共振报告中提到 PI-RADS 评分，但并不明白这个分级是什么意思。其实 PI-RADS 评分主要是给泌尿外科医生看的，是影像科医生对于前列腺病变良恶性可能性的一个评估。

PI-RADS 评分包括 1~5 分，分值越高，怀疑是癌的可能性越大。1 分：患癌可能性极低（不存在有临床意义的前列腺癌）；2 分：患癌可能性低（几乎不存在有临床意义的前列腺癌）；3 分：患癌可能性中等（不确定是否存在有临床意义的前列腺癌）；4 分：患癌可能性高（可能存在有临床意义的前列腺癌）；5 分：患癌可能性极高（存在有临床意义的前列腺癌）。PI-RADS 1~2 分可以随访观察，3 分建议结合 PSA 水平及穿刺活检，4~5 分建议手术或其他治疗。

七、体检发现前列腺钙化是怎么回事？

不少男性患者的 CT 检查报告上会看到"前列腺钙化灶"的字眼，很多人因不了解这个疾病就被它吓住了。那么，前列腺钙化究竟是什么样的疾病？它是否需要治疗呢？

前列腺钙化很常见，尤其是在中老年男性中更为常见。通俗来讲，前列腺钙化就像前列腺里面的某段小水管上结了"水垢"，多是由前列腺液、上皮细胞等再加上一部分沉积的钙盐组成。除了钙盐沉积，局部病灶好了之后留下的瘢痕，也会形成前列腺钙化。前列腺钙化可能与前列腺增生、退行性改变、慢性前列腺炎、前列腺液长期停留、前列腺反复充血等诸多因素有关。前列腺钙化如果没有症状，只需简单随访就可以；若患者出现排尿症状影响到生活，则需要及时就医，遵医嘱应用药物治疗。

八、前列腺囊肿、苗勒氏囊肿、射精管囊肿是怎么回事？

"医生，我检查报告中显示前列腺囊肿，这是良性的还是恶性的？与前列腺癌有关系吗？"

前列腺囊肿是比较常见的前列腺病变，是一种良性疾病，与前列腺癌的发生没有必然联系，因此不必过于担心，定期观察即可。前列腺囊肿是由先天或后天原因引起的前列腺内囊肿形成，主要包括苗勒氏囊肿、前列腺退变囊肿、潴留囊肿、射精管囊肿。囊肿较小时，通常没有症状。囊肿较大时，可能会压迫尿道，常常表现为类似前列腺炎的症状，出现排尿不畅、尿线变细、尿频、尿不尽等排尿不适的表现，也可出现会阴酸胀或腰酸等症状。较大的前列腺囊肿可能会压迫到直肠，因此排尿时会有排便感。此外，前列腺囊肿可继发感染、结石或梗阻等症状，还可能反复发生附睾炎、阴囊水肿，部分患者可出现性功能紊乱等。若出现了症状应及时就医。

（王慧慧）

第十章

泌尿系统影像

第一节　泌尿系统影像检查应如何选择？

泌尿系影像检查方法包括静脉肾盂造影（IVP）、超声、泌尿系 CT 造影（CTU）和磁共振泌尿系统造影（MRU）。无肾功能损害的患者可选择 IVP 和 CT 增强检查（包括 CTU），肾功能不全患者可选择超声和磁共振检查（包括 MRU）。IVP 仅能显示肾盂、肾盏、输尿管及膀胱的形态，不能显示肾实质的形态及病变，无功能的重复肾及输尿管也无法显示；CT 增强检查是目前最常用的诊断肾实质及集合系统疾病的影像检查方法，可准确显示复杂畸形、结石、炎症及肿瘤等病变（图 10-1）；CTU 对集合系统能较好地显示，且可在任意方向重建，图像清晰、立体，提供的信息丰富（图 10-2）。MRU 可立体显示泌尿系形态，但由于图像空间分辨率较低，对病变的细节观察仍有欠缺（图 10-3）。

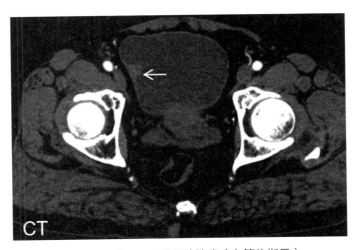

图 10-1　增强 CT 显示膀胱癌（白箭头指示）

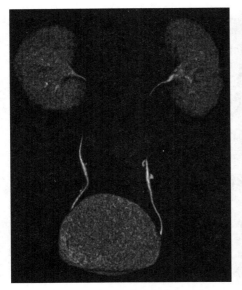

图 10-2　CTU 重建图示双侧肾盂、
输尿管正常，未见扩张

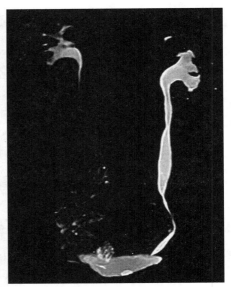

图 10-3　MRU 示左侧肾盂、肾盏及
输尿管扩张积水

第二节　泌尿系统影像报告解读

一、报告中的肾囊肿 Bosnaik 分级代表了什么？

肾囊肿 Bosnaik 分级主要根据囊肿中是否有分隔、分隔厚度、有无壁结节、有无钙化来进行分级。报告中的 Ⅰ、Ⅱ级，为良性病变，不需手术和随访；ⅡF 级，需进一步随访；Ⅲ级，应进一步做囊肿穿刺细胞学检查或手术探查；Ⅳ级，为恶性病变，应及早手术治疗。

二、怀疑泌尿系结石应选择哪种检查方法？

泌尿系结石包括肾结石、输尿管结石及膀胱结石。X 线腹平片能发现大部分的肾脏及输尿管结石，主要是较大的不透光结石。CT 平扫在发现结石方面要更优于 X 线检查，是诊断泌尿系结石的"金标准"。CT 能准确地显示结石部位、大小及是否存在结石相关的并发症，如积水、感染等。此外，结石的 CT 值及利用双源双能量 CT 后处理软件对结石成分进行预测可以为患者选择最佳的治疗方案及预估疗效。磁共振很少用于泌尿系结石的诊断和评估，仅用于一些特殊的情况，如孕妇患者无法接受 X 线暴露而超声检查未能明确诊断时可行磁共振检查。

三、体检报告提示肾脏占位，一定是恶性吗?

患者看到体检报告提示肾脏占位很害怕，肾脏占位一定是恶性的吗? 肾脏肿瘤分为良性和恶性，肾癌所占的比例非常高。体检检查一般为超声或 CT 平扫，提供的信息量比较少，因此发现肾脏占位应及时进一步行 CT 增强检查或磁共振增强检查。良性肿瘤主要为肾脏血管平滑肌脂肪瘤（angioleiomyolipoma，AML），因富含脂肪，通常 CT 平扫即可诊断，而乏脂型 AML 诊断较困难，与肾癌影像表现有一定的重叠，因此需要磁共振增强检查来进一步明确。恶性肿瘤主要为肾癌，肾癌又分为肾透明细胞癌、乳头状细胞癌、嫌色细胞癌几种病理亚型，肾透明细胞癌为富血供肿瘤，一般 CT 增强扫描即可明确诊断，乳头状细胞癌、嫌色细胞癌为乏血供肿瘤，CT 增强扫描大部分可诊断，少部分需要磁共振增强检查提供更多的信息帮助诊断。

四、报告中提示肾盂旁囊肿是指什么?

肾盂旁囊肿是出现在肾窦内的囊肿，包括起源于肾实质并突向肾窦的单纯性肾囊肿，和起源于肾窦淋巴组织的肾盂旁淋巴囊肿或淋巴管扩张，后者也称为肾盂周囊肿。该病一般无须处理，如果囊肿较大压迫到局部肾盂及肾实质可行手术治疗；肾盂周囊肿需要额外注意，在 CT 或磁共振影像上有一定的特征性表现，多为肾盂或输尿管旁呈串样分布的低密度灶，因为是淋巴管囊肿或淋巴管扩张引起，不需要进行手术，观察即可。

五、认识血尿，警惕泌尿系肿瘤

"医生，我尿血，是不是得膀胱癌了?"很多患者发现血尿时很害怕。

首先我们要了解血尿的形成原因。血尿是尿液中的红细胞增多，量少的时候肉眼不可见，只能在显微镜下能观察到，又称为镜下血尿；镜下观察到血尿，而且肉眼可见尿颜色发生改变，称为肉眼血尿，说明出血量较多，通常呈洗肉水样、浓茶色或红色。血尿通常见于感染、结石、泌尿系肿瘤、外伤，全身系统性疾病比如血液病，内分泌代谢性疾病也可以引起。影像检查方便我们查找病因；超声简便易行，可作为首选；结石大部分可由 X 线平片显示，CT 显示结石更有优势；如果是超声发现泌尿系（肾盂、输尿管、膀胱）占位，则建议行 CT 或磁共振增强检查来进行定性。总之，发现血尿要首先排除泌尿系肿瘤性病变，尤其是恶性肿瘤病变，确诊血尿原因之后尽早治疗。

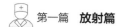

第三节　不可忽视的小小肾上腺

一、CT 报告中提示肾上腺增生，这是什么疾病？

很多患者在 CT 检查报告中会看到"肾上腺增生"，这是什么疾病呢？肾上腺增生分为弥漫性和结节性增生，以弥漫性增生多见。弥漫性增生 CT 诊断标准为侧肢厚度＞10 mm 或大于同侧膈角的厚度。结节性增生则是指肾上腺可见与肾上腺密度及强化一致的结节样增厚。肾上腺增生部分患者无任何临床表现，部分患者根据增生成分的不同，可能会出现内分泌紊乱相关症状。肾上腺增生患者若无临床症状及激素异常，则无须治疗，定期复查即可；若有相关临床表现、激素异常，则需积极就医进行治疗。

二、满月脸、水牛背、体毛增多、双下肢无力、心动过速、大汗 —— 竟然与肾上腺有关

满月脸、水牛背、体毛增多是皮质醇增多症，也就是库欣综合征引起的，常见于肾上腺皮质增生、皮质腺瘤、皮质腺癌。肾上腺皮质增生、皮质腺瘤、皮质腺癌还可引起高血压、低血钾，可出现双下肢乏力、肢体麻木感、口渴、多尿等症状，为肾上腺皮质分泌过量的醛固酮激素所致，又称为醛固酮增多症。患者突然血压增高，伴有头痛、心动过速、大汗、面色苍白等症状可见于功能性肾上腺髓质腺瘤分泌的儿茶酚胺引起的代谢紊乱。

当然也有部分肾上腺增生、腺瘤、皮质癌不会导致激素紊乱，这部分病变为无功能性的。无功能性增生或腺瘤可观察，若伴有内分泌症状应手术切除。肾上腺腺瘤是肾上腺常见的良性病变，肿瘤内含脂质成分，一般 CT 平扫即可诊断（图 10-4）；但部分腺瘤在 CT 图像上脂质成分不明确，即乏脂型腺瘤，可进行磁共振检查鉴别。但肾上腺皮质癌为恶性肿瘤，一般发现时肿瘤已经比较大，在 CT（图 10-5）或磁共振图像上一般表现为密度或信号不均、多伴有坏死或出血，易侵犯邻近组织及血管，恶性程度较高，不论是否伴有内分泌症状，如发现均应及时手术切除。

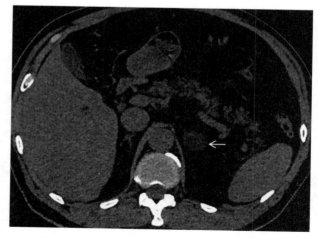

图 10-4　CT 示左侧肾上腺腺瘤（白箭头指示）

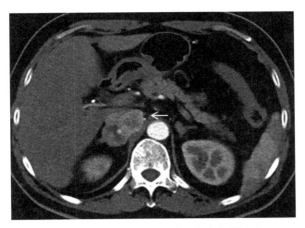

图 10-5　CT 增强示右侧肾上腺皮质腺癌
（白箭头指示）

三、高血压与肾上腺有什么关系？

高血压的患病率高，大部分高血压是很难找到原因的，这部分高血压称为原发性高血压，原发性高血压患者需要终身应用降压药物。有小部分因血管因素、肾上腺因素引发的高血压称为继发性高血压，其中肾上腺型高血压最为所见。肾上腺肿瘤、肾上腺增生都可以引起高血压，可以通过 CT 或磁共振检查明确原因。

四、继发性高血压的常见病因——肾上腺嗜铬细胞瘤

临床上发现顽固性高血压，应首先排除肿瘤引起的继发性高血压，嗜铬细胞瘤是引发继发性高血压的常见原因之一。嗜铬细胞瘤主要发生于肾上腺髓质，也可发生于交感神经节、副交感神经节和体内含嗜铬细胞的任何部位，也称为异位嗜铬细胞瘤或副神经节瘤。嗜铬细胞瘤分泌肾上腺素和去甲肾上腺素，导致儿茶酚胺水平升高，表现为三联征（心悸、头痛、大汗）、三高症（高血压、高代谢、高血糖）等内分泌症状。CT 和磁共振有一定的特征性影像表现，通常表现为明显的强化，CT 增强或磁共振增强检查是嗜铬细胞瘤首选的检查方法。若影像检查怀疑嗜铬细胞瘤，应及时进行手术治疗，并且在手术前控制血压，以防手术后激素水平下降造成血压降低引发生命危险。

（王慧慧　邱　敏）

第十一章

骨骼肌肉影像

第一节 创伤带来的问题

一、什么是骨折？骨折在影像中是如何呈现的？

"医生，我不小心摔了一跤，影像报告提示有骨折！"在生活中我们可能会听到"骨折"这个词，到底什么是骨折呢？今天咱们就聊聊骨折这件事儿，以及影像检查在骨折诊断中的重要作用。

首先，咱们来认识一下什么是骨折。我们的骨头就像一根根坚固的木棍，正常情况下，这些木棍是完整的，能够支撑起我们的身体。但是，如果受到了外力的撞击、摔倒或者其他伤害，这些木棍就有可能会折断，这就是骨折。骨折可以发生在身体的任何部位，比如手臂、腿部、肋骨等。当骨头发生骨折时，受伤的部位通常会出现疼痛、肿胀、淤血，严重的时候还可能会出现畸形，就像一根原本笔直的木棍突然变弯了。比如说，小明在踢足球的时候不小心摔倒了，他的手臂着地，瞬间他就感觉到手臂传来一阵剧痛。过了一会儿，手臂开始肿胀起来，而且疼得越来越厉害，这时候，小明很可能就发生了骨折。

那么，影像检查能确诊骨折吗？答案是肯定的。影像检查就像是医生的"透视眼"，能够帮助医生清楚地看到骨头的情况，从而确定是否有骨折，以及骨折的具体位置和严重程度。常见的影像检查方法有 X 线检查、CT 检查和磁共振检查。X 线检查就像是给骨头拍了一张照片，如果有骨折，在 X 线片上可以看到骨头的连续性被中断，就像一根木棍被折断了一样。比如说，小王在骑自行车的时候和别人撞了一下，他的胳膊受伤了。去医院拍了 X 线片，医生在片子上看到他的肱骨有一处明显的骨折线（图 11-1），

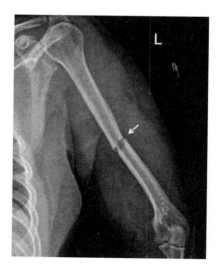

图 11-1　X 线片示左肱骨中段骨折（白箭头指示）

这就确诊小王发生了骨折。

　　但是，X线检查也有一些局限性，对于一些比较复杂的骨折，或者骨折的部位比较小，X线可能显示不清楚。CT检查就像是给骨头做了一个更详细的"扫描"，它可以从不同的角度、不同的层面来观察骨头，就像把一个苹果切成一片片来看。如果有骨折，CT图像上可以更清楚地显示骨折的细节，比如骨折的碎片、骨折的位置和角度等。患者小李从高处摔下来，怀疑有多处骨折。做了CT检查后，医生发现他的肋骨有一处骨折比较复杂，有多个小碎片，通过CT图像，医生能够更准确地评估小李的病情。磁共振检查主要是用来观察软组织和骨髓的情况，但在某些情况下也可以帮助诊断骨折。比如，对于一些隐匿性骨折或者骨折周围的软组织损伤，磁共振可以提供更详细的信息。例如，小张在跑步的时候扭伤了脚，一开始X线检查没有发现明显的骨折，但是他的脚一直很疼，肿得也很厉害，后来做了磁共振检查，发现他的脚部有一处隐匿性骨折，同时周围的软组织也有损伤。所以如果我们怀疑自己发生了骨折，一定要及时去医院进行影像检查，以便早期确诊，采取正确的治疗措施，让我们的身体尽快恢复健康。

二、脊柱骨折和其他部位的骨折有什么不同？

　　"医生，我的脊柱骨折了，要不要做手术需要先区分是哪种类型的骨折，影像检查能看出来吗？"

　　首先，让我们先了解一下脊柱骨折的常见类型。压缩性骨折，形象地比喻，就像一块面包被压扁了。例如，一位老年人在雪地中不慎滑倒，臀部着地，随后去医院拍摄X线片，结果显示腰椎的椎体高度显著缩短，就像被重物压扁的面包，这很可能就是压缩性骨折。我们可以看看腰椎压缩骨折的X线片（图11-2）及磁共振图像（图11-3）。

　　有一种严重的脊柱骨折类型是爆裂性骨折，椎体的受损情况如同爆米花一样散开。想象一下，一个年轻人在严重的车祸中受伤，通过CT影像，我们可以看到椎体碎裂成了多块，整个椎体的结构完全被破坏，这就是爆裂性骨折的恐怖之处。

　　脱位型骨折，则像是椎体之间的"小关节"发生了脱轨。比如，有人从高处坠落，X线片会显示椎体之间的位置发生了错乱，原本排列整齐的椎体不再保持在一条直线上，这就是脱位型骨折。

　　骨折脱位合并型，则是多种问题的"大杂烩"。比如，一位运动员在比赛中受到强烈的冲击，通过影像检查，我们发现他的椎体不仅骨折了，而且位置也发生了脱位，这就是骨折脱位合并型。

　　附件骨折，则是脊柱上的一些小部件，如横突、棘突等发生了骨折。例如，一个工人在施工过程中被重物撞到后背，影像检查显示脊柱旁边的小骨头断裂，这可能就是附件骨折。

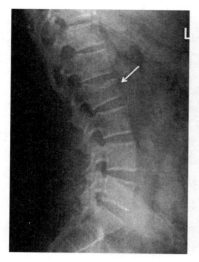

图 11-2　X 线片示腰 2 椎体压缩性骨折（白箭头指示）

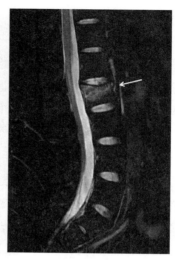

图 11-3　腰椎磁共振图像示腰 2 椎体压缩性骨折伴骨髓水肿（白箭头指示）

接下来，我们来看看如何通过影像诊断来发现这些骨折。X 线片是初步筛查的好帮手。对于压缩性骨折，通过 X 线片，我们可以看到椎体高度的变化，就像原本的"高楼"变成了"矮楼"。比如，李爷爷摔跤后感到腰疼，X 线片显示他的胸椎椎体高度明显缩短。CT 检查则能更清晰地呈现骨折的细节。比如，对于爆裂性骨折，CT 图像上能清楚地看到碎骨片的分布和位置。就像小王在车祸后，CT 检查清晰地显示了腰椎椎体破碎的具体情况。磁共振检查则更为全面，它不仅能观察骨头的状况，还能观察脊髓的情况。比如，小李从高处跳下后伤到脊柱，磁共振检查不仅发现他的脊柱有异常的信号，而且脊髓的信号也不正常，这说明他可能伤到了脊髓。

三、骨折愈合的影像特征是什么？

"医生，我骨折了，拍的片子能看出愈合得怎么样吗？"这是很多骨折患者关心的问题。

骨折后的愈合过程在影像检查中会有不同的表现。骨折初期，X 线片上能看到明显的骨折线，骨折断端清晰可见。随着时间推移，大约 2 周后，会出现血肿机化期的影像表现，骨折断端周围会有一些模糊的阴影。在骨痂形成期，即骨折后 4~8 周，X 线片上能看到骨折断端周围有骨痂形成，表现为云雾状的稍高密度影。到了骨痂塑形期，一般在骨折 8~12 周以后，骨折处逐渐恢复正常的骨结构，骨痂经过改建，骨折线逐渐模糊，最终消失，恢复正常的骨形态。例如，一位小腿骨折的患者，在骨折后 2 周复查 X 线片，看到骨折断端周围开始有模糊影；6 周时骨痂明显增多；12 周时骨折线基本消失，达到临床愈合标准。但是要注意，骨折愈合的速度和影像表现会因个体差异、骨折部位、骨折严重程度以及治疗方法等因素而有所不同，通常老年人比年轻人愈合要慢。

四、半月板损伤的问题

"医生，我膝盖疼，是不是关节里面出问题了？"

关节间隙内有半月板，半月板损伤是常见的膝关节疾病。咱们的半月板就像是膝盖里的两个"缓冲垫"，起着减轻震荡、稳定关节的重要作用。要是不小心受伤了，就得靠影像检查来发现问题，其中磁共振的优势最大，磁共振检查就像是给半月板拍了一部"高清大片"。正常的半月板在磁共振图像上，就像是一块光滑、完整的"果冻"，有着均匀一致的信号，但如果半月板损伤了，情况就不一样啦。半月板的轻度损伤，比如一些磨损或者小的撕裂，磁共振图像上可能会看到半月板内部出现一些像"小乌云"一样的稍高信号，但还没有累及到半月板的表面，就好像"果冻"里面有了一些小气泡。要是半月板发生了比较明显的撕裂，那在磁共振图像上，就能看到像"闪电"一样的高信号影，贯穿了半月板的一部分或者全部，这就像是"果冻"被狠狠地撕开了一道口子。比如，小李喜欢打篮球，有一次起跳落地后膝盖疼得厉害。去做磁共振检查，发现半月板有一个像"月牙"形状的高信号影，从半月板的内侧一直延伸到外侧，这就是比较严重的半月板撕裂（图 11-4）。再比如，王阿姨经常爬山，最近感觉膝盖不舒服。磁共振显示半月板内部有一些分散的、像"星星点点"一样的高信号，这提示半月板有轻度的磨损。所以如果有膝盖疼，一定要及时做磁共振检查。

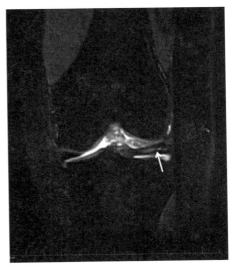

图 11-4 膝关节磁共振图像示外侧半月板损伤（白箭头指示）

五、踝关节扭伤需要注意什么？

"医生，我崴脚了，需要拍片子看看吗？"

在我们的日常生活中，一不小心就可能会发生踝关节扭伤。那当我们扭伤了踝关节后，影像检查能告诉我们什么呢？

我们知道，踝关节是一个非常复杂的关节，由很多骨头、韧带和软组织组成，当我们扭伤踝关节时，通常是这些结构受到了损伤。如果我们怀疑自己踝关节扭伤了，去医院通常会先拍 X 线片，X 线片就像是给踝关节拍了一张"照片"，可以让医生看到骨头的情况。在踝关节扭伤后，X 线片主要是用来排除骨折。比如有个小伙子在打篮球的时候不小心崴了脚，疼得厉害，医生给他拍了 X 线片，结果显示骨头没有骨折。这时候，虽然 X 线片没有发现骨折，但并不代表踝关节就没有问题，如果疼痛持续不缓解或者肿胀明显，可能就需要进一步做 CT 检查和磁共振检查了。

CT 检查就像是给踝关节做了一个"切片扫描"，它可以更清楚地显示骨头的细微结构，可以发现一些 X 线片难以发现的微小骨折，比如骨裂或者撕脱性骨折。同时，CT 还能帮助医生更好地了解骨折的位置、形态和程度。比如，有一位患者在跑步时扭伤了脚，X 线片没有发现明显骨折，但疼痛一直不减轻，后来做了 CT 检查，才发现有一个很小的撕脱性骨折，就是一小块骨头从原来的位置被韧带拉掉了。而磁共振就像是一台超级"显微镜"，可以清晰地看到踝关节周围的韧带、软组织等结构。当踝关节扭伤时，韧带可能会出现损伤。以外踝周围韧带为例，它就像几条坚固的绳子，把踝关节紧紧地拉住。如果"绳子"断了或者部分撕裂了，在磁共振像上就可以看到韧带的肿胀、部分撕裂或完全断裂，以及周围软组织的水肿和出血。举个例子，有一位女士下楼梯的时候不小心踩空了，崴了脚。几天后，她的脚还是很疼并且肿得厉害，于是去做了磁共振检查。结果发现她的外踝韧带部分撕裂，周围的软组织也有明显的水肿信号。除了韧带损伤，踝关节扭伤还可能导致软骨损伤、滑膜炎症等情况。这些在磁共振像上也都能看得一清二楚。如果只是轻微的踝关节扭伤，可能只需要休息、冰敷、抬高患肢等保守治疗方法。但如果损伤比较严重，比如韧带完全断裂、骨折等，可能就需要进行手术治疗了。

六、肌肉拉伤问题严重吗?

"医生，我踢足球时小腿抻了一下，很疼，需要做什么影像检查呢?"

人们在进行运动和一些体力活动时，很容易遭遇肌肉拉伤的情况，但对于它在影像上的具体表现，很多人却知之甚少。今天，就让我们深入了解一下肌肉拉伤在不同影像检查中的表现。

我们先来认识一下肌肉在我们身体中的重要地位。我们的肌肉就如同一条条充满力量的橡皮筋，它们分布在身体的各个部位，通过收缩和舒张，帮助我们完成各种各样的动作，从走路、跑步等日常活动，到举重、打球等剧烈运动，都离不开肌肉的参与。在肌肉拉伤的早期阶段，X 线片通常难以发现明显的异常表现。这是因为 X 线主要是针对骨头进行检查的，对于软组织的问题相对不敏感。就好像 X 线这个"侦探"在寻找肌肉拉伤这个"小贼"时有点力不从心。它只能看到骨头的形态和结构是否正常，而对于柔软的肌肉，X 线很难捕捉到其受伤的迹象。例如，一位热爱健身的年轻人在进行高强度的力量训练后，感觉手臂肌肉疼痛，他去医院拍了 X 线片，结果显示骨头没有任何问题，这时候就不能排除肌肉拉伤的可能性。

CT 检查对于单纯的肌肉拉伤也不是特别擅长发现问题，但在一些较为严重的肌肉拉伤病例中，CT 图像上可能会看到受伤部位周围的软组织有一些轻微的肿胀，就像一个小气球被吹起来了一点。假设一位建筑工人在搬运重物时，突然感到腰部疼痛。去医院做了 CT 检查，可能会发现腰部肌肉周围的软组织比正常情况下稍微肿胀一些，这时医生就会怀疑可能存在肌肉拉伤。然而，真正的"大侦探"是磁共振检查，磁共振对于诊断肌肉拉伤最为敏感，可以在疾病的早期就发现异常。在肌肉拉伤的初期，磁共振图像上就能看到肌肉内的异常信号，肌肉可能会出现水肿，表现为信号增高。这就好比肌肉这个"橡皮筋"被过度拉伸后，里面进了一些"水"，导致信号发生了变化。如果拉伤比较严重，还可能看到肌肉纤维的部分撕裂，就像橡皮筋被拉断了一部分。例如，有一位跑步爱好者，在一次长跑后感觉腿部疼痛，去医院做了磁共振检查，发现腿部肌肉有明显的水肿信号，部分肌肉纤维也有撕裂的迹象，医生由此诊断他是肌肉拉伤。

举个更详细的例子，有一位年轻人在打篮球时不小心扭伤了脚踝，一开始，他觉得不是很严重，就没去医院。但是过了几天，疼痛不但没有减轻，反而越来越厉害，并且脚踝也开始肿胀起来，活动受到了很大限制。于是他赶紧去医院就诊。医生先给他拍了 X 线片，结果显示脚踝的骨头没有骨折等问题。接着做了 CT，也只是看到脚踝周围有一点轻微的肿胀。但为了更准确地判断病情，医生又安排了磁共振检查。在磁共振图像上，清晰地看到了脚踝处的肌肉有拉伤，肌肉组织中有明显的水肿信号，部分肌肉纤维也出现了撕裂。医生根据这些影像表现，为他制订了详细的治疗方案，包括休息、物理治疗和康复训练等。如果我们在运动后或者意外受伤后出现肌肉疼痛、肿胀、活动受限等症状，一定要及时去医院进行影像检查。这样才能早期发现肌肉拉伤，避免病情进一步恶化。

第二节　骨退行性改变

一、骨质疏松在影像上如何判断？

"医生，我经常腰酸背痛，是不是骨质疏松啊？"这是很多中老年人常有的疑问。

健康的骨头就像粗壮结实的大树，骨质密集，纹理清晰。而患有骨质疏松的骨头呢，在 X 线片上看起来就像被虫子蛀了的枯树，骨密度降低，骨小梁稀疏，骨头的轮廓也可能变得不那么清晰。例如在腰椎的 X 线片上，如果椎体看起来变薄了，就像被压扁的盒子，或者骨头的内部结构变得模糊不清，这可能就是骨质疏松的信号。但是，X线片对于早期骨质疏松的诊断并不是特别灵敏。这时候，CT检查就像更厉害的"放大镜"。它能更细致地观察骨头的内部结构，比如骨皮质的厚度、骨小梁的分布等。如果骨头内部的骨小梁变得纤细、稀疏，就像原本密集的网格变得松散，那可能提示存在骨质疏松。然而，要准确测量骨密度，评估骨质疏松的严重程度，"金标准"当属骨密度检查，常用的是双能X线吸收测定法（dual energy X-ray absorptiometry，DXA）。就好比用一把精准的"尺子"来测量骨头的"硬度"。比如，一位绝经后的女性做了骨密度检查，结果显示T值小于−2.5，这就意味着她可能患有严重的骨质疏松。那么，发现了骨质疏松的迹象，还需要进一步检查吗？答案是需要。医生会根据具体情况，安排一些其他的检查，比如血钙、血磷、维生素D等的测定，或者检查甲状腺、甲状旁腺的功能，以找出导致骨质疏松的"幕后黑手"。

二、骨关节炎影像上怎么看？

"医生，我的关节疼，拍片子能看出是咋回事吗？"对于骨关节炎患者，影像检查具有重要意义。

咱们先来说说X线片。想象一下，正常的关节就像一部运转良好的机器，各个零件都规整有序。但在骨关节炎患者的X线片上，情况可就不一样啦！早期可能会看到关节间隙稍稍变窄，就好像机器零件之间的缝隙变小了。随着病情发展，会出现明显的骨质增生，也就是我们常说的"骨刺"，这些骨刺就像是机器零件上多出来的"尖角"。比如说膝关节的X线片，能看到髌骨边缘、胫骨平台边缘长出尖尖的骨刺。而且，软骨下骨还可能变得硬化，就像原本柔软有弹性的部分变得生硬了。

再看看CT检查。它能更细致地展现骨头的情况。比如能更清楚地看到骨头内部的微小变化，像骨小梁的紊乱、囊性变的形成。就好像原本排列整齐的"小木棍"（骨小梁）变得杂乱无章，甚至有些地方还出现了小"空洞"（囊性变）。而磁共振检查就更厉害了！它不仅能看到骨头的问题，还能洞察到关节软骨、滑膜、韧带等软组织的状况。在骨关节炎患者的磁共振图像上，可能会发现软骨变薄、磨损，甚至缺失，就像保护关节的"软垫"变薄甚至消失了。滑膜可能会增厚、发炎，出现高信号，就像原本光滑的"滑膜毯子"变得粗糙、红肿。

举个例子，一位阿姨总是觉得膝关节疼，去做了影像检查。X线片显示关节间隙变窄，有明显的骨刺；CT发现了软骨下骨的小囊性变；磁共振则进一步显示出软骨的严重磨损和滑膜的炎症。综合这些影像特点，医生就能准确判断这位阿姨得了骨关节炎，并制订相应的治疗方案。

三、骨刺是怎么回事？

"医生，我这检查说有骨刺，是不是很严重啊？"

其实，骨刺并没有想象中的那么可怕。在我们的身体里，骨头就像坚固的城堡，支撑着身体的大厦。而骨刺呢，就像是城堡上额外长出的"小尖塔"。骨刺，其实就是骨头额外生长出来的部分，通常是因为骨头受到了过度的压力、磨损、损伤，或者身体为了增强稳定性而多长出的骨质。正常的骨头在影像检查（比如 X 线片、CT、磁共振）中，边缘是光滑整齐的，就像一条平坦的道路。但当有了骨刺，情况就不一样啦！在 X 线片上，骨刺看起来就像是从骨头边缘伸出来的尖尖的小刺，比如膝关节的 X 线片，如果看到髌骨或者胫骨的边缘有向外突出的尖尖的东西，那很可能就是骨刺。CT 检查能更清楚地显示骨刺的细节，就好像给骨刺来了个"特写镜头"。能看到骨刺的形状、大小，以及它和周围组织的关系。比如腰椎的 CT 图像，如果发现椎体边缘有突出的骨性结构，那可能就是骨刺在捣乱。磁共振检查不仅能看到骨刺，还能了解骨刺对周围软组织的影响。如果骨刺压迫到了神经，在磁共振图像上就能看到神经周围的高信号，提示可能有水肿等问题。举个例子，一位伯伯总是觉得脚后跟疼，去拍了 X 线片，发现跟骨那里有个尖尖的骨刺突出来，就像一根小刺扎在那里，这就是导致他疼痛的"罪魁祸首"。再比如，一位阿姨经常腰疼，做了磁共振检查，发现腰椎的骨刺压迫到了神经根，引起了神经根的水肿，所以才会疼痛、麻木。

骨刺是否需要治疗，要综合考虑骨刺的位置、大小、引起的症状以及患者的整体健康状况等因素，最好咨询医生，让医生根据具体情况来判断是否需要治疗以及采取什么样的治疗方法。

四、颈椎病影像上能看什么？

"医生，我经常脖子疼，是不是颈椎病啊？"

是不是颈椎病还得靠影像来说话。

咱们先来说说 X 线片。它就像是给颈椎拍了一张"全身照"。通过 X 线片，医生可以看到颈椎的整体形态。比如颈椎的生理曲度有没有变直或者反弓，这就好像原本弯弯的拱桥变得平坦甚至向下凹陷了。如果颈椎的椎体之间的间隙变窄了，就像相邻的两块砖头靠得太近了，这可能提示椎间盘出了问题。还有，椎体的边缘如果长出了骨刺，就像在椎体上冒出了尖尖的小刺，也是颈椎病的一个表现。比如，一位长期低头看手机的年轻人，他的 X 线片可能就会显示颈椎生理曲度变直，椎体边缘有轻微的骨刺。

接下来是 CT 检查。CT 就像是给颈椎做了一个"断层扫描"，能更清楚地看到骨头的细节。比如颈椎的椎孔有没有变小，这就好比原本宽敞的通道变得狭窄了，如果椎孔变小，可能会压迫到里面的神经。还能看到椎体、椎板、小关节等部位有没有骨质增生、骨折等情况。假设一位老人经常感到颈部疼痛，CT 检查可能会发现他的颈椎椎体有明显的骨质增生，导致椎孔变小。

最厉害的要数磁共振检查啦。磁共振就像是给颈椎做了一个"全面体检"，不仅能看到骨头，还能清楚地看到椎间盘、脊髓、神经根、韧带等软组织的情况。如果椎间盘突出或者脱出，压迫到了脊髓或者神经根，在磁共振图像上就能看得一清二楚。比如，一位经常手臂麻木的患者，磁共振图像可能会显示他的颈椎椎间盘向后突出，压迫到了脊髓。另外，磁共振检查还能发现脊髓有没有水肿、变性等病变。

举个例子，小李因为颈部不适去医院检查。医生先给他拍了 X 线片，发现颈椎生理曲度变直（图 11-5）。为了进一步了解情况，又做了 CT 检查，看到有轻微的骨质增生。最后做了磁共振检查，明确是椎间盘突出压迫到了脊髓（图 11-6）。通过这些影像检查，医生就能根据不同的表现来诊断颈椎病，并制订相应的治疗方案。所以，如果您的颈椎不舒服，可别忽视，及时去做影像检查，让医生帮您找出问题所在！

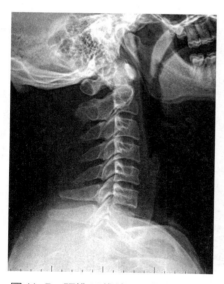

图 11-5 颈椎 X 线片示颈椎曲度变直

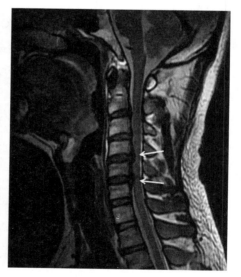

图 11-6 颈椎磁共振图像示椎间盘突出，脊髓受压（白箭头指示）

五、腰椎间盘膨出、突出、脱出都有什么区别？

"医生，我前两年检查说是腰椎间盘突出，怎么这次检查变成脱出了？"腰椎就像是身体的"顶梁柱"，而腰椎间盘则在其中起着重要的缓冲作用。但有时候，腰椎间盘会出现一些问题，比如膨出、突出和脱出。这三者到底有啥区别呢？

　　咱们先来认识一下腰椎间盘的结构。腰椎间盘就像是一个夹心饼干，中间是软软的髓核，外面包裹着一层坚韧的纤维环。正常情况下，这个"夹心饼干"稳稳地待在两个腰椎椎体之间，帮助我们的腰部灵活地活动。腰椎间盘膨出就像是这个"夹心饼干"受到了一点轻微的挤压，整体向外均匀地鼓了起来。可以把它想象成一个充满气的气球，只是稍微有点膨胀，但还没有破。在影像检查中，比如做 CT 或者磁共振检查时，会看到椎间盘向四周均匀地膨出，但是纤维环并没有破裂。这时候，一般不会对周围的神经造成严重的压迫，所以症状通常比较轻。例如，小王是个办公室职员，每天长时间坐在电脑前。最近他感觉腰部有点酸困，但还不至于影响正常生活。去医院做了个检查，发现是腰椎间盘膨出。医生告诉他，只要注意休息，适当做一些腰部的锻炼，症状就会有所缓解。

　　腰椎间盘突出就比膨出要严重一些了。这时候，"夹心饼干"的外层纤维环出现了破裂，里面的髓核从破裂处突了出来，就像一个气球被扎破了一个小口，里面的气漏了出来。影像检查中，可以清楚地看到椎间盘的一部分突出到椎管内，可能会对周围的神经产生压迫。这时候，患者往往会出现比较明显的症状，比如腰痛、腿痛、下肢麻木等。例如，小李是个搬运工人，经常要搬重物。有一天他在弯腰搬重物时突然感觉腰部一阵剧痛，同时右腿也疼得厉害，还伴有麻木感。去医院做了检查，发现是腰椎间盘突出。医生根据影像检查的结果，判断突出的椎间盘压迫到了他的坐骨神经，需要进行有针对性的治疗。

　　腰椎间盘脱出是最为严重的一种情况。这时候，"夹心饼干"不仅破了，里面的髓核还完全掉了出来，就像一个熟透的水果从树上掉下来一样（图 11-7）。在影像检查中，

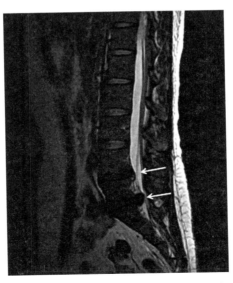

图 11-7　腰椎磁共振图像示腰 4/5 椎间盘
突出，腰 5/ 骶 1 椎间盘脱出（白箭头指示）

可以看到椎间盘的髓核完全脱离了原来的位置，游离在椎管内。这种情况对神经的压迫非常严重，患者的症状也会非常剧烈，甚至可能会出现大小便失禁等严重后果。例如，老张患有腰椎间盘突出多年，一直没有好好治疗。最近，他突然感觉腰部和双腿疼痛难忍，完全无法行走，还出现了小便困难的情况。去医院一检查，发现是腰椎间盘脱出。医生告诉他，这种情况必须尽快进行手术治疗，否则后果不堪设想。

腰椎间盘膨出、突出和脱出是三种不同程度的腰椎间盘病变，在影像表现和临床症状上都有明显的区别。如果大家出现了腰部不适等症状，一定要及时去医院进行影像检查，以便早期发现问题，采取正确的治疗方法，保护我们的腰椎健康。

六、脊柱侧弯的影像学诊断

"我的孩子走路姿势一直不对，影像诊断为脊柱侧弯。"当我们说到脊柱侧弯时，很多人可能会感到困惑和担忧。那么，脊柱侧弯到底是怎么一回事呢？

咱们先来看看什么是脊柱侧弯。简单来说，脊柱侧弯就是脊柱向一侧弯曲了，不再是笔直的状态。这就好比一棵原本挺拔的小树，突然长歪了。脊柱侧弯可以发生在各个年龄段，但在青少年中比较常见。影像检查是诊断脊柱侧弯的重要手段。其中，最常用的就是 X 线片。当我们拍摄站立位的全脊柱正侧位 X 线片时，就可以清楚地看到脊柱的形态。在 X 线片上，如果脊柱向一侧弯曲，角度超过了一定的范围，就可以诊断为脊柱侧弯（图 11-8）。医生们通常会使用一种叫做 Cobb 角测量法的方法来确定侧弯的程度。想象一下，如果把脊柱看成一座弯弯的桥，Cobb 角就是测量这座"桥"弯曲程度的工具。确定侧弯上下端椎，分别作上下端椎终板线的垂线，两垂线的夹角即为 Cobb 角。如果 Cobb 角比较小，可能只是轻度的脊柱侧弯；如果 Cobb 角比较大，那就说明脊柱侧弯比较严重了。例如，有一个十几岁的小女孩，在学校体检时被发现背部有点不对称。家长赶紧带她去医院做了 X 线检查，结果显示她的

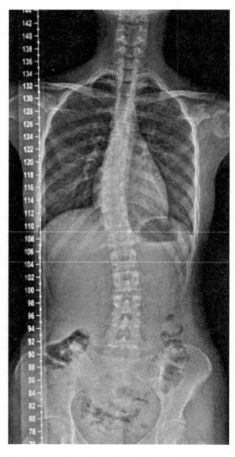

图 11-8　全脊柱 X 线片示脊柱 S 形侧弯

脊柱向右侧弯曲，Cobb 角达到了 30°。这就属于比较明显的脊柱侧弯了。除了 X 线片，CT 和磁共振也可以用于脊柱侧弯的诊断。CT 能够更详细地显示脊柱的骨性结构，比如有没有椎体的畸形、旋转等。磁共振则可以更好地观察脊柱周围的软组织情况，比如脊髓有没有受压等。那么，脊柱侧弯在影像上还有哪些其他表现呢？有时候，我们在看到脊柱侧弯的同时，还发现伴有椎体的旋转。这就像是一个旋转的陀螺，椎体在侧弯的同时也在绕着自己的轴线旋转。在 X 线片上，可以通过观察椎弓根的位置来判断椎体的旋转程度。

脊柱侧弯如果不及时治疗，会带来很多不良后果。比如，会影响身体的外观，让孩子变得不自信；还可能会影响心肺功能，导致呼吸困难等。所以，如果发现孩子有脊柱侧弯的迹象，一定要及时去医院进行影像检查，以便早期诊断、早期治疗。对于轻度的脊柱侧弯，可以通过佩戴支具、进行康复训练等方法来矫正。如果脊柱侧弯比较严重，可能就需要进行手术治疗了。

七、肩周炎需要做影像检查吗？

"我肩膀活动受限，影像诊断为肩周炎。"那么，啥是肩周炎呢？

如果您的肩膀就好像被一只看不见的手紧紧抓住，又疼又僵硬，活动起来还很不灵活，这就是肩周炎常见的症状。一开始，可能只是肩膀隐隐作痛，尤其是在晚上或者天气变冷的时候，疼痛会更明显，就像有小虫子在咬您的肩膀。随着病情发展，疼痛会越来越厉害，肩膀的活动范围也会越来越小。比如抬手穿衣服、梳头发这些简单的动作都变得很困难，甚至连想睡个好觉，翻个身都会因为肩膀疼而受影响。

那在影像检查中，肩周炎又会呈现出什么样的"模样"呢？先来说说 X 线片。在肩周炎的早期，X 线片可能看不出太多异常。但随着病情发展，可能会看到肩关节周围的骨头有一些轻度的骨质疏松，就好像骨头变得不那么结实了。例如，张阿姨总觉得肩膀疼，一开始拍 X 线片没发现啥，过了几个月再拍，就看到骨头有点"变脆"的迹象。再看看 CT 检查。对于肩周炎来说，CT 可能会显示出肩关节周围的一些小钙化点，就像是在关节周围撒了一些小沙粒。在磁共振图像上，能看到肩关节周围的肌腱、韧带等软组织有炎症的信号，就像这些地方被"点亮"了，在发着"求救信号"。而且还能看到肩关节囊可能会增厚，关节腔里的积液也能被发现。例如，李阿姨肩膀疼得抬不起来，拍了 X 线片和做了 CT 检查都未发现异常，随后做了磁共振检查，清楚地看到肩关节周围的肌腱发炎了，关节囊也变厚了，还有不少积液。

举个例子，赵大哥因为肩膀疼去医院。医生先给他拍了 X 线片，没看出明显问题。又做了 CT，发现了一些小钙化点。为了更准确诊断，最后做了磁共振检查，明确了是肩周炎，而且炎症还比较严重，及时做了对症治疗，效果很好。

第三节　陌生的骨肿瘤

一、良恶性骨肿瘤影像检查可以确诊吗？

"医生，我这骨头上长了个东西，是良性还是恶性啊？"骨肿瘤的诊断常常让患者忧心忡忡，那怎么在影像上区分良恶性呢？

咱们先来看看肿瘤的边界。良性骨肿瘤就像一个懂礼貌的好孩子，通常有清晰整齐的边界，与周围正常的骨头界限分明，就好像它在自己的小天地里乖乖玩耍，不打扰别人。例如，骨软骨瘤在 X 线片上，有一个光滑的包膜，与周围骨头界限清晰。而恶性骨肿瘤呢，则像一个调皮捣蛋的坏孩子，边界模糊不清，还会肆意侵犯周围的组织，就像是在捣乱，让周围变得乱糟糟的。比如骨肉瘤，在影像上能看到肿瘤与正常骨组织之间没有明显的界线，呈现出浸润性生长的特点。在 CT 图像上，良性骨肿瘤的边界清晰，密度均匀，而恶性骨肿瘤边界不规整，密度不均，可能有坏死、出血等区域。

再说说肿瘤的生长速度。良性骨肿瘤一般生长缓慢，就像小树苗慢慢长大。在多次的影像复查中，它的大小和形态变化不大。比如，内生软骨瘤可能好几年都没什么明显的变化。在 X 线或 CT 图像上，肿瘤的体积在较长时间内没有显著增加。恶性骨肿瘤则像野草一样疯长，在短时间内就能看到明显的增大。如果两次检查间隔时间不长，但肿瘤却长大了很多，那就要警惕恶性的可能了。例如，在磁共振检查中，恶性骨肿瘤在短期内就会显示出明显的信号增强和范围扩大。

还有肿瘤的骨质破坏情况。良性骨肿瘤对骨质的破坏通常比较小，就像轻轻地啃了一口苹果。例如，骨巨细胞瘤多为膨胀性骨质破坏，骨皮质变薄但还连续。在影像上表现为骨质局部的膨胀，骨皮质虽然变薄但仍保持完整。在 CT 图像中能清晰地看到骨皮质变薄但形态尚规则。恶性骨肿瘤可就厉害啦，它会大肆破坏骨质，就像把骨头咬得支离破碎。像尤因肉瘤，常常导致广泛的骨质破坏和溶解。影像中会看到大片的骨质缺失、骨小梁紊乱。在磁共振图像上，恶性骨肿瘤的信号通常不均匀，且周围软组织会有明显的水肿和浸润。

举个例子，老张因为腿疼去做检查，发现胫骨上有个肿瘤。X 线片显示肿瘤边界清楚，生长缓慢，骨质破坏不严重，医生初步判断是良性的。但为了进一步明确性质，又做了 CT 和磁共振等检查，最终确定是良性的骨囊肿。而小李最近总是感到手臂疼痛，尤其是在夜间，疼痛愈发剧烈。他去医院做了 X 线检查，结果发现肱骨上段有一个异常的肿块。从 X 线片上可以看到，肿瘤的边界非常模糊，与周围正常的骨质没有清晰的界限，就像是墨水在纸上渗透开来，混乱一片。而且，肱骨的骨质遭到了严重破坏，不是那种局部的、有规律的破坏，而是广泛且不规则的，骨头看起来就像被虫蛀了一样千疮百孔。进一步的 CT 检查显示，肿瘤内部的结构不均匀，有很多坏死和出血的区域。磁共振检查则发现肿瘤已经侵犯了周围的肌肉和软组织，在图像上能看到明显的异常信号。综合这些影像表现，医生高度怀疑这是恶性的骨肉瘤。随后的病理检查最终证实了这一诊断。通过这些例子可以看出，恶性骨肿瘤在影像检查中的表现往往比较恶劣和具有侵袭性，与良性骨肿瘤有明显的区别。但最终的确诊还是需要依靠病理检查这个"金标准"。

二、骨囊肿是肿瘤吗？

"医生，我刚拿到影像报告，上面说有骨囊肿，这是不是很严重啊，会不会是恶性的？"

不少患者在看到这样的报告结果时都会感到恐慌和疑惑。在这里可以明确地告诉大家，骨囊肿不是恶性肿瘤，通常它是一种良性的骨病损，不用太过惊慌。那骨囊肿在影像检查中到底呈现出什么样的独特"姿态"呢？咱们先把骨头想象成一块美味的大蛋糕。而骨囊肿呢，就像是蛋糕内部被悄悄挖掉了一块。

在 X 线片上，骨囊肿往往表现为一个轮廓清晰、边缘规整的圆形或椭圆形的透亮区域。这就好像是在蛋糕上，有一块被非常整齐地挖掉了，而且周围的"蛋糕边"，也就是骨皮质，会变薄，但一般不会有破损的情况。例如，我们在肱骨的 X 线片上，如果看到了一个边界清晰、就像被精心雕琢过的透光区域，那这很有可能就是骨囊肿在"现身"。

接下来看看 CT 检查。CT 检查就像是给这块"蛋糕"做了一个超级精细的扫描，不放过任何一个细微之处。它能够更加清晰、准确地展示骨囊肿内部的详细情况。比如，囊肿内部有没有像隔板一样的分隔结构，骨壁的厚度到底是多少，等等。通过 CT 图像，医生能够获取更丰富的信息，从而对骨囊肿有更全面的了解。

再来说说磁共振检查。磁共振可不简单，它就像是一个能够洞察一切的"超级侦探"，不仅能让我们看清骨囊肿本身，还能告诉我们囊肿周围的"秘密"。如周围的软组织有没有因为囊肿的存在而出现水肿、炎症等变化。

举个例子，小王因为胳膊疼去医院做检查，X 线片显示，在他肱骨的上段有一个疑似骨囊肿的透亮区域。为了更确切地诊断，医生又给他安排了 CT 和磁共振检查。CT 检查清晰地呈现出囊肿内部没有分隔，骨壁厚度也在正常范围内。而磁共振检查则进一步表明，囊肿周围的软组织没有明显的水肿或其他异常。综合这些影像检查的结果，医生最终确定这就是骨囊肿。不过，为了保险起见，医生还是建议小王定期复查，密切观察囊肿的变化。

三、骨软骨瘤长啥样，是软骨上的肿瘤吗？

"医生，我发现身上长了个硬疙瘩，怕是不好的东西，影像检查说是骨软骨瘤，这到底是啥呀？"

骨软骨瘤是一种常见的良性骨肿瘤，通常发生在长骨的干骺端。下面我们通过影像来看看它的特点。在X线片上，骨软骨瘤通常表现为从骨表面向外突出的骨性赘生物，就像是骨头上长了一个"小犄角"（图11-9）。其顶端有软骨帽，如果软骨帽发生钙化，在影像上能看到斑点状或环状的钙化影。比如，一个十几岁的孩子在膝盖附近摸到一个硬块，拍X线片发现是一个从胫骨近端向外突出的骨软骨瘤，顶端的软骨帽有轻微的钙化。CT检查就像是给这个"小犄角"来了个更清晰的特写。它能更准确地显示骨软骨瘤的内部结构，比如骨皮质、骨松质的情况，还能看到软骨帽的厚度，更精确地显示肿瘤与周围骨组织的关系。它能够清晰地看到骨软骨瘤

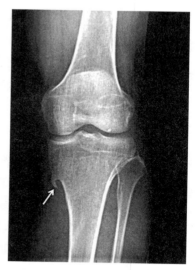

图11-9 X线片示右胫骨上端骨软骨瘤（白箭头指示）

的基底部与骨干的连接情况，以及有没有对周围的骨质造成压迫。举个例子，一位患者因为肘部的肿物来就诊，CT检查发现骨软骨瘤的基底部较宽，与肱骨紧密相连，但没有对周围组织造成明显的侵犯。磁共振对于评估软骨帽的厚度和有无恶变有重要意义。正常情况下，软骨帽在T2加权像上呈高信号。如果软骨帽增厚、信号不均匀，或者肿瘤的基底部骨质破坏，就需要警惕恶变的可能。例如，有一位患者多年的骨软骨瘤突然增大、疼痛，磁共振检查发现软骨帽明显增厚且信号异常，经过病理活检，证实为恶变。

四、什么是脂肪瘤？

"医生，我身上长了个包块，听说可能是脂肪瘤，能通过影像检查确诊吗？"在日常生活中，不少人可能会在不经意间发现自己身上突然冒出一个包块，而脂肪瘤就是其中一种较为常见的情况。

我们先来认识一下脂肪瘤究竟是什么。脂肪瘤就像是我们身体这个大花园里偶然长出的一个特别的"小土堆"。它主要是由成熟的脂肪细胞聚集而成，就如同无数颗饱满的小珠子紧密地凑在一起。一般来说，脂肪瘤的生长较为缓慢，而且通常是良性的，不会对我们的生命构成重大威胁。在脂肪瘤的早期，常常没有特别明显的症状，它可能只是在我们的皮肤下面悄无声息地生长着，就像一个安静的"小秘密"，很难被察觉。或许您只是在

某次不经意的触摸中，才突然发现身体的某个部位多了一个软软的包块。这个包块通常不会带来疼痛，只是会让我们心里泛起一丝疑惑，局部变胖了？肿了？那在影像检查中，脂肪瘤又有哪些独特的表现呢？

X 线片在检查脂肪瘤时往往不是特别敏感。这是因为 X 线主要是用于观察骨头的，对于软组织的脂肪瘤，它就有点"力不从心"了。X 线就像是一个专门寻找骨头问题的侦探，而脂肪瘤这个"小秘密"却隐藏在软组织中，很难被它发现。比如，有一位热心肠的张阿姨，她平时喜欢参加社区活动。有一天，她在换衣服的时候无意中摸到自己手臂上有个包块，心里顿时有点紧张。她赶紧去医院拍了 X 线片，结果却没有发现任何异常。这让张阿姨既松了一口气，又感到有些困惑。

对于脂肪瘤，CT 图像上通常会显示出一个边界清楚的低密度区域。这是因为脂肪瘤主要是由脂肪组成的，而脂肪在 CT 图像上的密度比较低。就好像在一幅色彩斑斓的画卷中，脂肪瘤是一个颜色比较浅的区域，与周围正常的组织形成了鲜明的对比。比如，有一位勤劳的李叔叔，他是一名建筑工人，长期从事重体力劳动。最近，他发现自己肚子上长了一个包块，一开始他并没有在意，以为只是干活累了有点肿。但是过了一段时间，这个包块不但没有消失，反而越来越大。李叔叔有点担心，就去医院做了 CT 检查。结果显示，他肚子上有一个清晰的圆形低密度影，医生很容易就判断出这是一个脂肪瘤。

在磁共振图像上，脂肪瘤表现得更加清晰。脂肪瘤在 T1 加权像上通常呈现出高信号，就像一块黄黄的"黄油"，让人一目了然。在 T2 加权像上，信号也比较高，但可能会稍微有点变化。而且，磁共振还能更好地显示脂肪瘤与周围组织的关系，比如周围的血管、神经等有没有被脂肪瘤压迫。例如，有一位充满活力的年轻小伙小王，他喜欢运动，经常和朋友们一起打篮球。有一次，在打完篮球洗澡的时候，他发现自己背上长了一个包块。这个包块让他有点担心，会不会影响他以后的运动呢？他赶紧去医院做了磁共振检查。医生通过磁共振图像可以清楚地看到脂肪瘤的位置、大小以及与周围组织的详细情况。幸运的是，这个脂肪瘤并没有压迫到周围的神经和血管，不会对小王的运动造成太大影响。

一般来说，如果脂肪瘤比较小，没有引起任何不适症状，通常不需要特殊治疗，只需要定期观察就可以了。但是，如果脂肪瘤长得比较大，或者引起了疼痛、压迫周围组织等不适症状，就可能需要进行手术治疗。手术通常比较简单，就是将脂肪瘤完整地切除。切除后，一般预后良好，很少会复发。

五、腘窝囊肿是肿瘤吗？

"医生，我膝盖后面疼，影像报告提示腘窝囊肿，这是什么东西？"在日常生活中，不少人可能会遇到膝盖后面不舒服的情况，而腘窝囊肿就是其中一个可能的原因。今天，就让我们一起了解一下腘窝囊肿这个病症，以及它在影像检查中的表现。

我们先来认识一下腘窝在哪里。我们的膝盖后方有一个凹陷的区域，这个地方就叫腘窝。想象一下，腘窝就像是膝盖后面的一个小"山谷"。腘窝囊肿呢，就像是这个"山谷"里突然长出来的一个"小水球"。它通常是由于膝关节内的滑液通过一个薄弱的区域向外突出而形成的。在腘窝囊肿的早期，可能没有明显的症状。它就像一个安静的"小客人"，悄悄地待在那里。但是，随着囊肿的逐渐长大，我们可能会开始感觉到它的存在。比如，我们可能会在膝盖后面摸到一个软软的肿块，这个肿块通常不会疼痛，但可能会让我们感到有些不舒服。有时候，囊肿还可能会压迫周围的神经和血管，导致腿部疼痛、麻木或者肿胀。那么在影像检查中，腘窝囊肿又有哪些表现呢？

X线片在检查腘窝囊肿时通常不太敏感。CT图像上腘窝囊肿通常会显示出一个圆形或椭圆形的低密度区域。这是因为腘窝囊肿里面主要是液体，所以在CT图像上的密度比较低。就像在一幅画里，腘窝囊肿是一个颜色比较浅的区域，周围是正常的组织。比如，有一位经常爬山的李阿姨，她最近发现自己膝盖后面的肿块越来越大，于是去医院做了CT检查。结果显示，她的腘窝处有一个清晰的圆形低密度影，医生怀疑是腘窝囊肿。在磁共振图像上，腘窝囊肿表现得更加清晰。腘窝囊肿在T1加权像上通常呈现出低信号，在T2加权像上则呈现出高信号，就像一个亮亮的"水球"。而且，磁共振还能更好地显示腘窝囊肿与周围组织的关系，比如周围的神经、血管是否受到压迫。例如，有一位年轻的舞蹈演员，她在排练的时候突然感觉到膝盖后面疼痛，去医院做了磁共振检查，医生可以清楚地看到腘窝囊肿的位置、大小以及与周围组织的详细情况。如果我们发现自己膝盖后面有不明原因的肿块，一定要及时去医院进行影像检查。这样可以早期发现腘窝囊肿，避免不必要的担心。同时，如果腘窝囊肿长得比较大或者引起了不适，医生也可以根据影像检查的结果制订合适的治疗方案。

第四节　骨感染、发育异常及免疫病

一、骨髓炎在影像中的表现

"医生，我最近右侧小腿骨头疼得厉害，以前感染过，会不会是骨髓炎啊？影像检查能查出来吗？"骨髓炎是一种严重的骨感染疾病，通常由细菌感染引起。让我们来看看它在影像检查中的表现。

X线片在骨髓炎的早期阶段可能没有明显的异常，但随着炎症的进展，会逐渐出现一些特征性的改变。例如，在长骨的骨髓炎中，可能会看到骨干局部的骨质稀疏，这意味着骨头的密度降低了。随后，可能会有骨质破坏的区域出现，就像是骨头被"吃掉"了一部分。骨膜也会因为炎症的刺激而增生，形成一层新的骨组织，在X线片上看起来像是一层"壳"。例如，有一位糖尿病患者，因为足部的小伤口没有处理好，导致感染。他一开始只是觉得足部疼痛，X线检查没有明显异常。但过了几周，疼痛加剧，再次拍X线片，就发现了骨质破坏和骨膜增生的迹象。

CT检查对于骨髓炎的诊断更加精确。它能够清晰地显示出骨质破坏的范围和程度，还能发现有没有坏死骨形成。坏死骨在CT图像上呈现为高密度的块状影，与周围正常的骨质有明显的区别。例如，有一位患者腿部持续疼痛，CT检查发现了一块明显的死骨，周围的骨质也有广泛的破坏。

磁共振对于骨髓炎的诊断最为敏感。在炎症早期，即使X线和CT检查还没有明显变化，磁共振就能发现骨髓水肿的信号，这提示骨髓内部存在炎症反应。同时，磁共振图像还能很好地显示周围软组织的炎症改变，比如脓肿的形成。例如，一位患者高热不退，右侧小腿骨头疼痛难忍，磁共振检查发现不仅骨髓有明显的水肿，周围的软组织还有一个大脓肿，经过穿刺引流和抗感染治疗，病情才逐渐好转。

二、强直性脊柱炎拍片子可以确诊吗？

"医生，我腰疼，脊柱好像也不太灵活，报告里说是强直性脊柱炎。"好多人对强直性脊柱炎不是很了解，现在我们就通过影像了解一下。

健康的脊柱就像一条灵活自如的蛇，能够轻松地弯曲和伸展。然而，当强直性脊柱炎这个"病魔"来袭时，脊柱就会发生巨大的变化。在影像检查中，特别是X线片上，我们最先能注意到的往往是骶髂关节的问题。骶髂关节是脊柱和骨盆连接的重要部分，这里常常是强直性脊柱炎最先攻击的地方。一开始，可能只是轻微的骨质侵蚀，就像被小虫子轻轻咬了几口。随着病情发展，关节间隙会越来越窄，就像两块原本有距离的积木被慢慢推到了一起。再往上看脊柱，这是强直性脊柱炎影像表现的重点之一："竹节样改变"。正常情况下，脊柱椎体之间是有一定活动空间的。但在强直性脊柱炎患者身上，炎症会导致椎体之间的韧带和小关节发生骨化。就好像原本柔软的连接被换成了坚硬的石头，一个椎体接着一个椎体地融合在一起，从侧面看，就像一根一节一节的竹子，这就是所谓的"竹节样改变"。例如，小刘因为长期的腰背痛去做检查，X线片上就清晰地显示出了他的脊柱出现了竹节样改变。

CT检查就像是给脊柱做了一个更细致的"断层扫描"。它能更清楚地看到骨头内部的结构变化，比如那些微小的骨质破坏、硬化和增生。对于判断脊柱的病变程度和范围，

CT 能提供更精确的信息。磁共振检查则对软组织的炎症特别敏感。它能在更早的时候发现脊柱周围的炎症和水肿，甚至在"竹节样改变"还没出现之前，就能捕捉到病变的迹象。

举个例子，小张总觉得后背疼，去医院做了一系列检查。X 线片显示脊柱已经有了明显的竹节样改变，CT 进一步明确了病变的细节，而磁共振则发现了一些早期还不明显的炎症。通过这些影像检查手段，医生能够清楚地看到强直性脊柱炎对脊柱的破坏，特别是那标志性的竹节样改变，从而为诊断和治疗提供了重要的依据。希望大家对强直性脊柱炎的影像表现有了更深入的了解，不再对它感到陌生和恐惧。

三、脊柱裂是先天带来的吗？

"医生，我孩子的影像报告提示脊柱裂，这是啥病啊？"

想象一下，我们的脊柱就像是一个精心搭建的积木塔，如果其中有几块积木缺失或者没有拼接好，那就出现了漏洞，这就是脊柱裂。简单来说，脊柱裂是脊柱在发育过程中没有完全闭合，留下了裂缝或者缺口。那脊柱裂在影像上有什么表现呢？

咱们先看看 X 线检查。如果有脊柱裂，可能会看到脊柱的骨头排列不整齐，就像一列士兵站得歪歪扭扭。有时候还能看到骨头有缺损的地方，就像是拼图少了一块。例如，小刚因为走路姿势不太对去做检查，X 线片发现他的脊柱有一小节骨头好像缺了一角。再看 CT 检查。CT 就像是把脊柱切成了好多片来仔细观察，能更清晰地看到骨头的细节。如果有脊柱裂，能清楚看到骨头的缺口有多大，边缘是不是光滑。例如，小红总是觉得后背疼，CT 图像显示她的脊柱有一处明显的骨缺损，而且边缘不太规则。磁共振不仅能看到骨头，还能把脊髓和神经的情况看得一清二楚。如果有脊柱裂，磁共振能发现脊髓有没有受到牵拉、变形，有没有长囊肿或者脂肪瘤。例如，小李经常出现腿部麻木无力，磁共振检查发现他的脊柱裂导致脊髓被拉长，周围还有个小脂肪瘤在捣乱。

举个例子，小强后背有个小凹陷，家长带他去医院检查。医生先安排做了 X 线检查，看到脊柱似乎有点不对劲。接着做 CT 检查，明确了骨头的缺损情况。为了了解更全面，又做了磁共振检查，发现脊髓也受到了一定影响，经过及时治疗，预后良好。

四、肉眼可见的踇外翻，影像检查扮演什么角色？

"医生，我的踇趾长歪了，影像诊断为踇外翻？"

我们先来看看什么是踇外翻。想象一下，我们的脚就像一艘小船，而踇趾就像是船头的桅杆。正常情况下，踇趾应该是直直向前的。但是，如果出现了踇外翻，踇趾就会向外侧偏斜，就像桅杆歪向了一边。踇外翻通常是由于多种因素引起的，如遗传、长期穿不合适的鞋子（如高跟鞋、尖头鞋）、脚部的一些疾病等。它不仅会影响脚部的美观，还可能会引起疼痛、行走困难等问题。那么，在影像检查中，踇外翻又有哪些表现呢？

在 X 线片上，医生会测量两个重要的角度。一个是踇外翻角，正常情况下一般在 15°以内。如果超过这个角度，就说明存在踇外翻。另一个是第一、二跖骨间夹角，正常一般在 9°以内，增大则提示踇外翻。例如，张阿姨因为脚疼去拍 X 线片，医生测量后发现她的踇外翻角达到了 30°，第一、二跖骨间夹角也有 15°，明显超出了正常范围。随着踇外翻的发展，踇趾的骨头可能会出现一些变化。例如，踇趾的近节趾骨可能会向外侧偏斜，跖骨头可能会向内突出，就像一个小鼓包。同时，第一跖骨可能会向内旋转，整个脚的形状就变得不那么规整了。CT 检查可以更详细地显示骨头的结构和变化。在踇外翻的情况下，CT 图像可以清晰地看到踇趾骨头的偏斜程度、跖骨头的突出情况以及与周围关节的变化，可能会发现关节间隙变窄、关节面不平整等问题。例如，小李因为踇外翻严重影响了生活，做了 CT 检查后，医生可以更准确地评估病情，为制订治疗方案提供依据。磁共振检查不仅可以显示骨头的情况，还能看到软组织的变化。在踇外翻时，磁共振图像可以显示踇趾周围的肌腱、韧带等软组织是否有损伤、炎症等情况，可能会发现踇长伸肌腱、踇短伸肌腱等肌腱的位置发生改变，或者出现炎症信号。同时，也可以观察到关节周围的滑膜是否增厚、有无积液等。

举个例子，王女士因为踇外翻疼痛难忍，去医院做了一系列影像检查。医生通过 X 线片测量了角度，发现踇外翻比较严重；CT 检查进一步明确了骨头的结构变化；磁共振检查则显示了周围软组织的问题。综合这些检查结果，医生为她制订了个性化的治疗方案。

五、股骨头坏死是骨发炎了吗？

"医生，我大腿根疼，听说可能是股骨头坏死，能通过影像检查确诊吗？"在日常生活中，不少人可能会听说过股骨头坏死这个病症，但对于它在影像上的表现却知之甚少。今天，就让我们一起看看股骨头坏死这个疾病是如何在影像检查中"现形"的。

我们先来认识一下股骨头在哪里。我们的髋关节就像是一个球窝关节，股骨头就是那个"球"，它位于大腿骨的上端，与髋臼共同构成了髋关节。在股骨头坏死的早期，X 线片可能没有明显的异常表现。这就好像是疾病在悄悄地潜伏，还没有露出它的"真面目"。但是，随着病情的发展，X 线片上会逐渐出现一些变化。例如，股骨头的外形可能会变得不那么光滑，有点像被虫子咬了一口的苹果。骨密度也可能会发生改变，出现局部的骨质硬化或者骨质疏松。举个例子，有一位中年大叔，长期大量饮酒，最近他感觉髋关节疼痛，走路也有点不舒服，去医院拍了 X 线片，一开始没有发现明显问题，但是过了几个月再复查，X 线片上就显示出股骨头的外形有点变扁，骨密度也不均匀，医生怀疑是股骨头坏死。

CT 检查就像是给股骨头做了一个更详细的"扫描"。它可以更清楚地显示股骨头的内部结构。在股骨头坏死时，CT 图像上可能会看到股骨头内出现小的囊状低密度区，就像是一个个小空洞。这些小空洞是由于骨组织的破坏和坏死形成的。同时，CT 还可以观察到股骨头的骨皮质是否完整，有没有骨折等情况。例如，有一位建筑工人，因为长期从事重体力劳动，髋关节疼痛越来越严重。做了 CT 检查后，发现股骨头内有多个小囊状低密度区，骨皮质也有点变薄，医生诊断为股骨头坏死。

　　磁共振检查是诊断股骨头坏死最敏感的方法，可以在疾病的早期就发现异常。在股骨头坏死的早期，磁共振图像上就能看到股骨头内的骨髓水肿信号，就像一片模糊的阴影。随着病情的发展，会出现典型的"双线征"。这是股骨头坏死的一个重要特征，表现为在股骨头的边缘有两条不同信号的线，一条是低信号的硬化带，另一条是高信号的炎症反应带。例如，有一位年轻的运动员，在一次剧烈运动后感觉髋关节疼痛。去医院做了磁共振检查，发现股骨头内有明显的骨髓水肿信号，医生怀疑是早期股骨头坏死。经过一段时间的随访和进一步检查，果然证实了这个诊断。如果我们出现髋关节疼痛、活动受限等症状，一定要及时去医院进行影像检查，以便早期发现和治疗股骨头坏死，避免病情进一步恶化。

（王娜娜）

第二篇　超声篇

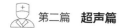

第十二章

看超声报告之前，您需要知道的

第一节　彩超为什么是黑白的——超声检查分类

"医生，我要做的是彩超，这个怎么是黑白的呢？"经常有患者一脸委屈地拿着超声检查结果回到超声诊室询问医生。彩超的"彩"到底是指什么呢？我们得从超声检查的分类说起。

人类从蝙蝠身上得到启发，将超声波应用于疾病诊断领域。蝙蝠通过超声波的反射来躲避障碍物及觅食，而超声诊断技术则是向人体发射超声波，根据体内不同组织结构的反射波进行成像。临床上最常用到的超声检查类型就是 B 型超声与彩色多普勒超声。

B 型超声就是我们常说的 B 超，它是超声诊断的基础，也是最常用的诊断模式。B 型超声的图像就像一幅素描画一样，用不同的明暗度来反映反射波的强度和位置，从而获得人体组织结构的真实图像（图 12-1）。B 超的图像可以理解为将人体的断层图像用素描的笔法勾绘出来，具有真实性，同时还能像动画一样动起来，肠道蠕动、胎儿运动、心脏

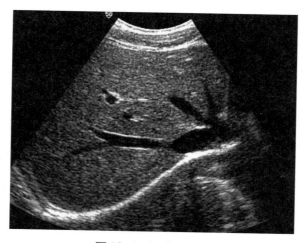

图 12-1　肝脏断面图

跳动都在 B 超的图像中实时展现。所以，B 型超声是疾病超声诊断的基础，显示病变的形态、位置和内部结构主要靠它。B 超的图像是断层图像，也就是相当于沿着探头的方向把检查的组织器官"切一刀"，看看这个切面是什么样子的，就好比我们想看看苹果核长什么样子，那就把苹果从中间切开，看个究竟。

彩色超声的全称是彩色多普勒超声，也就是在 B 型超声的基础上增加了彩色多普勒技术。通常人们理解的彩超就是超声检查获得的图像是彩色的——心脏是红的？胆是绿的？膀胱是黄的？哦不，这不是彩超，是漫画。其实，彩色多普勒是一种显示脏器及病变内血流灌注情况的技术，能够为疾病的诊断提供更多的信息，属于"锦上添花"。它应用不同的颜色和亮度来区分血流的方向及速度，所以在彩色多普勒功能开启的时候，B 超图像上会出现条带状星星点点的红色或蓝色的血流信息，所以称为"彩超"。但是这个功能并不能时时刻刻都启动着，只是在需要的时候开启一下，而且必须在 B 型超声图像的基础上开启，不然病变的形态和位置都很难清晰地显示，就顾此失彼啦。所以，"彩超"检查在大部分时间都是黑白的。目前绝大多数医院的超声检查设备都是具有彩色多普勒功能的，所以，即使看到超声诊断报告是黑白的，也不用担心自己做的不是彩超检查。

彩色多普勒的作用就是显示器官或病变内的血流情况，在超声报告上的表述是"血流信号"。病变内血流的情况在一定程度上能够反映病变的特点，血流信号是进行综合诊断的参考指标之一，但是不能单纯以血流信号丰富与否来判断病变的良恶性。通常，炎症性病变血流信号可以较丰富；肿瘤则分为富血供的和乏血供的，部分肿瘤血流信号丰富，部分不丰富；而单纯的囊性病变内没有血流信号。所以，血流信号是否丰富与病变的良恶性没有直接的关系，需要视病变类型而定。

第二节　超声检查对人体有害吗？

经常有患者在检查前紧张地问："医生，我前几天刚做过 B 超，今天再做对身体有害吗？"这个时候，医生都会斩钉截铁地告诉患者："放心吧，没事儿！"

超声检查是一种无创、无电离辐射的检查，不同于 X 线与 CT 检查。这意味着患者在接受检查时不会受到辐射暴露，这对于对辐射更为敏感的孕妇和儿童尤其重要。超声的成像基础是超声波，它是一种声波，频率高于人耳能够听到的声音。目前上市销售用于临床诊断的超声设备，其输出声强及声压均有严格的限定，是低能量的声波，其强度远低于可能对人体组织造成伤害的阈值，以防止损伤检查对象。超声检查是一种无创的检查，不需要穿刺或注射任何物质进入人体，医生只需要将一个小小的探头在皮肤表面轻轻移动按压，即可获取身体内部器官的图像。

世界上每年所做的超声检查数量居所有影像学检查之首，经过大量的实验研究及多年的随访验证，没有发现任何超声检查副作用的证据。大家想想看，产前诊断的主要方法就是超声检查，连最脆弱的小宝宝都能承受多次的超声检查，您还害怕什么呢？正是超声检查的安全性使得它成为许多情况下首选的诊断工具，包括但不限于心脏、肝脏、胆囊、肾脏、甲状腺、乳腺检查以及妇科和产科检查等。所以，无论您是刚刚体检做过超声检查还是正在为孕育小宝宝做准备，都不要再对接受超声检查有什么顾虑啦！

第三节 超声检查都能做什么？

超声检查是临床常用的影像学检查方法之一，但您了解超声都能进行哪些方面的检查吗？有的人可能认为，超声检查就是用来检查肚子里的小宝宝的。其实，超声检查的应用范围可广了，它就像一位无声的医生，通过声波的"触觉"来探索我们身体的奥秘。它在医学领域的应用非常广泛，让我们一起来详细了解一下超声医学都能做些什么。

一、腹部脏器疾病的诊断

腹部超声能够清晰地显示肝、胆、胰、脾、肾、输尿管、膀胱、前列腺、肠管等器官。如果这些器官出现肿瘤、结石或者炎症等问题，超声通常都能有所提示，为临床医生进一步的诊治提供有力依据。

二、浅表器官疾病的诊断

超声检查是甲状腺、乳腺等器官的重要检查手段，很大一部分甲状腺、乳腺的恶性肿瘤都是通过超声检查最早被发现，得以及时治疗。除了我们所熟知的甲状腺、乳腺检查外，其实人体的各部位软组织肿物、炎症以及肌肉、肌腱、韧带、关节和神经的病变，都可以通过超声进行评估。由于超声能够在组织器官活动的过程中动态检查，就像放电影一样动态展示肌肉、关节等结构的功能，因而具有其独特的优势。

三、妇产科疾病的诊断及产前诊断

在妇产科，超声就像一位温柔的守护者。准妈妈们可以通过超声检查，看到宝宝在妈妈肚子里的一举一动，了解宝宝的发育情况，以及是否存在发育不良及先天性畸形。如果发生了异位妊娠（如宫外孕），超声也能及时发现，帮助医生做出正确的决策。妇科疾病，如子宫肌瘤、卵巢肿物也可以通过超声得以发现和诊断。

四、心脏结构和功能的评估

心脏是人体的发动机，超声心动图就是心脏的侦察兵。它能够清晰地展示心脏的每一个角落，检查心脏是否在正常工作，比如心脏的墙壁（心肌）是否强壮有力，心脏的门（瓣膜）是否开关自如，心脏的泵血功能是否能够满足身体的需求等。

五、血管疾病的探查

血管超声可以检查血管是否畅通无阻，是否有动脉粥样硬化斑块、血栓或者动脉瘤等隐患，这对于心脑血管疾病的预防非常重要。颈动脉，椎动脉，四肢动静脉，腹腔内的血管如腹主动脉、肾动脉、下腔静脉等都是常见的血管超声检查部位。

六、介入性超声治疗

超声不仅用于检查，还能指导介入性治疗。超声就像是介入医生的透视眼，在它的引导下，医生可以更准确地进行穿刺活检、囊肿抽吸或者肿瘤消融等操作。身体内部的病变在医生的直视下，被精准地活检或治疗，这不仅提高了治疗的精确性，也减少了患者的损伤及痛苦。

第四节　超声检查前要做哪些准备？

在进行超声检查之前，了解一些基本的准备工作可以帮助您更加轻松地完成检查，避免因没有做好准备而无功而返，并确保检查结果的准确性。在进行超声检查前，请按照以下的步骤核查一遍，基本上就可以万无一失、事半功倍啦。

一、阅读检查申请单，了解检查项目

首先，您需要了解将要对哪个部位或器官进行超声检查，因为不同的检查项目可能有不同的准备要求。

二、穿着合适的衣物

为了方便检查，建议您根据超声检查的项目，穿着合适的衣物。这样不仅可以节省时间，还能让您在检查过程中感到更加舒适。如甲状腺、颈动脉等需要在颈部进行的检查，建议穿着领口宽松的衣服，便于暴露颈部，不要佩戴项链等饰品。如进行腹部的检查，建议穿着宽松的、容易掀起或穿脱的上衣。如进行下肢血管的检查，则需要暴露双腿，建议穿着裙装或容易穿脱的裤子。

三、空腹或饮水

腹部超声检查通常要求空腹，以避免进食导致的胃肠道气体过多影响检查效果。如检查的器官包含胆囊，则应严格空腹，即空腹8小时以上。因为胆囊其实是一个用来储藏胆汁的囊袋，我们要检查这个囊袋是否有问题，就需要让它充盈起来才能看得更清楚。而一旦吃了东西，胆囊里的胆汁就排出去啦，胆囊就瘪了。需要注意的是，空腹是可以适量饮水的，但必须是纯水，不能是饮料之类的溶液。我们常常对患者说不要吃饭，意思是一切食物都不能吃，千万别闹出"我没吃饭，但我吃馒头了"的笑话。当检查器官包含膀胱、前列腺以及子宫、附件等时，则需要您在检查前喝足够的水，使膀胱充盈，以便于观察膀胱以及盆腔内的器官。

四、携带相关医疗资料

如果您之前有过相关的检查或治疗，携带这些医疗资料可以帮助医生更好地了解您的既往病史以及疾病演变过程，可能对明确诊断有所帮助。

五、遵循医生指导

在检查时，如需要您采取特定的体位或做一些简单的动作，医生会给您一些具体的指导，您只要遵循他们的指示就行了。

其实，大部分的超声检查并不需要特殊的准备，保持放松和积极的态度，迎接您的超声检查吧。

第五节 超声报告怎么读?

很多人在拿到超声报告的时候都苦于不能迅速地知道自己有什么问题，到底这些有用信息在哪里找？超声诊断报告各部分都说了什么？不同医疗和体检机构的超声报告的结构会有一定的差异，但总体来说，超声报告可以分成医院及体检机构出具的两大类，我们分别来介绍一下。

医院出具的报告通常分为四大部分（图 12-2），从上往下看，最上面的一部分是患者信息、临床诊断、检查部位等信息，您可以先简单核对一下这部分信息，确认拿到的是您自己的报告。接下来建议您先看最后一部分，这是您最关心的部分：检查结论。这

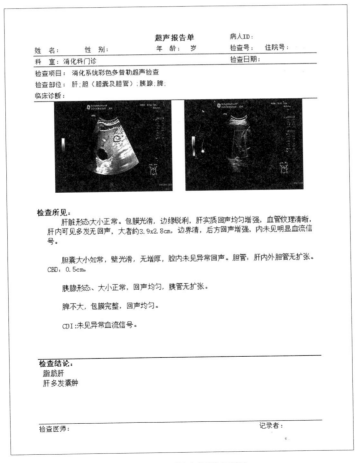

图 12-2 超声报告示例

一部分会对异常的结果做一个汇总，并给出明确或倾向性的诊断，比如"肝囊肿""肾囊肿""甲状腺结节——结节性甲状腺肿可能"。如果是正常结果，也会给出"……未见明显异常"这一类的结论。当您知道了结论，还想知道更多细节的时候，比如"我的肝囊肿有多大啊？"就可以去看倒数第二部分了，也就是检查结论上面的那一部分内容——检查所见。这里详细描述了各个检查器官及病变的特征，比如病灶的大小、位置、形态。最后要说的这一部分可看可不看，即图像部分，一般位于从上往下数第二部分。它们通常是病灶的图像或者是重要检查脏器的正常图像，但医生可不是看着这个图像来诊断的哦，医生是通过在检查过程中实时看到的动态图像来诊断的，留存在医院影像工作站的图像也比打印出来的多得多且清晰得多。

通常来说，体检机构出具的报告简单一些，当然也有一些体检机构出具的报告跟医院的差不多，我们就以大多数体检机构的报告为例说明一下。体检报告的超声部分通常是简单地写一下结论及描述，如："肝囊肿，1.2 cm×1.1 cm"。

总而言之，拿到了超声检查结果，您首先要确认一下自己的信息，然后看一下最终的检查结论，基本上对这次检查的结果就心中有数啦。

第六节　我的结节长大了吗——超声测量的大小怎么看？

经常有患者拿着自己的超声报告焦急地问医生："我去年的甲状腺结节 1.3 cm，今年 1.4 cm 啦，是不是长大了很多？"超声检查作为一种经济、便捷且无辐射的检查，经常被用来监测疾病的变化。但是，当测量的数值有变化的时候又会给患者带来焦虑。那么，究竟应该怎么看待超声检查的测量值呢？

首先，我们要注意一下测量的单位，有的医院使用厘米（cm）作为单位，有的医院使用毫米（mm）作为单位，要比较的时候，我们得把单位换算成一致的。其次，超声检查有一个特点，它特别灵活，可以从任意角度进行成像和测量，可以横着切，竖着切，斜着切，在切的角度不完全一样的时候，测量值会有一点点差异，所以 1.3 cm 和 1.4 cm 的甲状腺结节不能算大小有什么差异，但如果结节从 1.3 cm 长到了 2.0 cm，那一定是长大啦。

（张　帆）

甲状腺超声报告解读

　　甲状腺就像是一个小"领结"，紧紧地系在我们颈部的正前方，靠近颈根部。它是一个很重要的腺体，负责分泌甲状腺激素，调控着人体的新陈代谢，影响着人体的生长和发育。近年来，甲状腺疾病的发生率逐年上升。随着超声技术的发展及普及，越来越多的甲状腺疾病被检出，给患者带来许多焦虑与困惑。现在，甲状腺超声开展得越来越广泛，更是成为体检的常规项目，很多朋友被检查出甲状腺有问题。下面，我来给大家详细解答甲状腺超声检查中常见的问题，我的解答，相信能缓解您大部分的焦虑。

第一节　甲状腺结节及分级

　　甲状腺结节是甲状腺超声检查最常发现的问题，很多朋友并不知道结节是什么意思，经常有患者焦急地询问："我得的是甲状腺癌还是结节？"其实，结节只是对现象的一种描述，意思是甲状腺里长了个小疙瘩或者小包，至于这个疙瘩的性质，可以有很多种，可以是良性，也可以是恶性。甲状腺结节大部分是良性的，最常见的类型叫做结节性甲状腺肿（图13-1），还有一部分是腺瘤或炎症引起的结节；也有少部分是恶性的，包括各种类型的甲状腺癌，其中最常见的类型是甲状腺乳头状癌（图13-2）。

　　在超声检查的过程中，发现甲状腺结节是第一步，下一步就是判断结节的性质，它究竟是良性的只需定期观察，还是有恶性风险需要进一步检查呢？对于甲状腺结节良恶性的判断，医生需要通过评估结节的各种特征来综合判断。这个时候，甲状腺结节的分级系统就闪亮登场了。这个分级系统的全称叫做甲状腺影像报告与数据系统，它的英文缩写——TIRADS大家可能更常见到。全世界有多个版本的甲状腺分级系统，有欧洲的、美国的、韩国的，还有咱中国自己的，总体来说差别不大。为什么要使用这个甲状腺分级系统呢？主要有两个原因，第一是统一大家的评估标准及术语，第二是对甲状腺结节的恶性可能性进行具体的预测。下面我们分别来进行介绍。

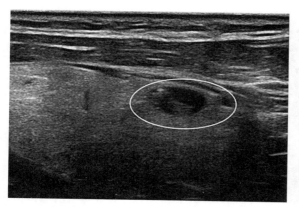

图 13-1　良性甲状腺结节超声图像

圈内所示结节为最常见的良性甲状腺结节，即结节性甲状腺肿，表现为囊实性结节，边缘光整

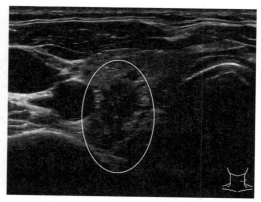

图 13-2　甲状腺癌的超声图像

圈内所示的结节是甲状腺癌的最常见类型，即乳头状癌，该结节表现为实性低回声，形态不规则，"张牙舞爪"

　　甲状腺的分级系统就像一种通用的语言，让世界各地的超声医生用同一套术语来对甲状腺结节的特征进行描述，使得不同的医生能够在专业领域里畅通无阻地沟通，这样不同国家和地区的甲状腺超声检查结果才能具有可比性。这个分级系统明确规定了要评估甲状腺结节的什么特征，这些特征包括结节的回声类型，结节的边缘情况，结节的形态，结节是实心的还是个水泡，结节内有没有钙化及钙化的类型等。不同的甲状腺分级系统评估的内容会有细微的差异，但公认的甲状腺结节恶性特征包括极低回声、边缘不规则、纵横比大于 1、实性、微钙化等。良性的结节往往边缘光滑，含有囊性成分，没有微钙化等。微钙化在超声上通常表现为点状强回声，有的患者看到这样的字眼就会很紧张，需要注意的是点状强回声并不一定都是微钙化，而且有一些点状强回声还会拖一个"小尾巴"——我们称之为"彗星尾征"，这反而是一个良性的表现。

　　然后，超声医生会根据这些特征对于甲状腺结节的恶性可能性进行预测，给出分级。不同的甲状腺结节分级系统进行分级的标准会有差异，但是所得到的分级结果都是代表着对于结节恶性可能性的预测。我们就以我国自己的甲状腺分级系统——中国甲状腺影像报告和数据系统（Chinese Thyroid Imaging Reporting and Data System，C-TIRADS）为例进行介绍。C-TIRADS 将甲状腺检查结果分为 6 类，具体对应的恶性可能性见表 13-1。请记住，这个分类只是对甲状腺结节恶性可能性的一个估计，并不是对某一种疾病的诊断哦，分在同一个类别的结节可以包括多种疾病。其中，C-TIRADS 1 类代表甲状腺没有结节。2 类代表良性病变，通常是一些囊肿。对于这两类结果，您就把心放在肚子里，不用担心什么恶性的风险。3 类则代表良性可能性大，分到这一级别的结节只有不到 2% 是恶性的，这类结节的病理类型大部分是结节性甲状腺肿，或是一些炎症引

表 13-1　C-TIRADS 分类与对应的恶性风险

恶性率（%）	C-TIRADS 分类
0	1，无结节
0	2，良性
＜ 2	3，良性可能
2 ~ 10	4A，低度可疑恶性
10 ~ 50	4B，中度可疑恶性
50 ~ 90	4C，高度可疑恶性
＞ 90	5，高度提示恶性
100	6，活检证实的恶性

起的结节，无须过度担心，每年定期复查即可。4 类、5 类和 6 类的结节是最值得大家关注的，其中 4 类的结节又分为 4A、4B 及 4C 类，分别对应着 2% ~ 10%、10% ~ 50% 及 50% ~ 90% 的恶性可能，如果甲状腺检查的结果中出现了这几类的结节，还是建议大家专科就诊。但这几类结节中，大家遇到最多的其实是 4A 类结节，这个时候建议大家不要过于紧张和焦虑，这类结节中其实只有 2% ~ 10% 是恶性的，也就是属于需要关注但是并不是特别危险的结节，大部分密切观察即可，如果没有明显增大，通常不需要活检或手术。5 类的结节就是高度怀疑为恶性了，而 6 类的结节就是已经进行了活检，病理"金标准"已经确诊为恶性了。

关于发现了甲状腺结节，应该去哪个科就诊的问题，内分泌科或普通外科都可以，但如果结节的恶性风险比较高，可能涉及手术的问题，那么还是建议到外科就诊。有的医院甲状腺外科包含在普通外科里面，有的医院有专门的甲状腺外科，视具体的医院而定。

在这里也跟大家强调一下，虽然在甲状腺良恶性的判断上有各种标准，但是这毕竟是人的判断，具有很强的主观性，不同的医生对于各个征象的判断，以及最终的分级结果会存在差异。而且，一个结节有很多征象，不能单凭一个征象看着像恶性，就直接简单粗暴地把这个结节判定为恶性，而要进行综合考量。就好比我们判断一个人长得是否好看，不会单个去判断他的鼻子、眼睛、眉毛，而是以它们组合起来的整体进行判断。甲状腺结节分级系统也允许医生根据自己的经验对结节的恶性风险进行升级或降级。作为一名非甲状腺专业人士，当您拿到超声报告的时候，不需要逐字逐句去寻找这些恶性征象，而是将专业的事情交给专业的医生去做。即使经过经验丰富的医生检查，仍然判定甲状腺结节的恶性风险偏高，也不要过分焦虑和紧张，因为大部分甲状腺癌恶性度并不高，发展也比较缓慢，通常能够给予患者充足的时间观察与考虑治疗方案。

第二节 甲状腺实质弥漫性病变

刚才说完了大家最关心的甲状腺结节，接下来聊一聊甲状腺的另一类问题：甲状腺实质弥漫性病变。对于这个问题可能关注的人不多，但其实这也是发生率很高的一类疾病。这个时候，建议您去翻一翻自己的甲状腺超声检查报告，看看除了结节的问题，还有没有其他的描述？

其实，结节是一种局限性的病变，也就是在甲状腺的一个局部区域内发生的问题，而这种弥漫性病变则是指整个甲状腺腺体出现了问题，可以是甲状腺结节周围的甲状腺腺体的问题，也可以在没有结节的腺体上发生。甲状腺实质弥漫性病变在超声上通常表现为甲状腺实质回声不均匀，多发低回声区，或者网格样改变等。甲状腺实质弥漫性病变原因很多，有经验的超声医生会根据临床及超声表现，对于这类病变的原因有一个倾向性的判断，比如毒性弥漫性甲状腺肿（也称 Graves 病，是最常见的引起甲状腺功能亢进的疾病）、桥本甲状腺炎或亚急性甲状腺炎等。这类病变通常会伴有甲状腺功能的异常（需要抽血化验），部分还会伴随一些身体的不适症状。

桥本甲状腺炎是近年来发病率很高的一种甲状腺疾病，大多数患者都没有不适症状，只是在检查中偶然发现。它是一种自身免疫性炎症，并不是感染引起的，所以不需要抗生素或者"消炎药"治疗。如果超声提示桥本甲状腺炎可能，可以抽血化验一下甲状腺功能及相关抗体（甲状腺球蛋白抗体和髓过氧化物酶抗体），抗体阳性提示这种炎症。甲状腺功能也会在小部分患者中出现异常。那么这种炎症是否需要关注和治疗呢？如果有甲状腺功能的异常，则需要听从内分泌科医生的医嘱进行治疗；如果甲状腺功能正常，则定期复查超声及甲状腺功能即可，因为该病可能引起甲状腺功能的波动，而且在这种炎症的基础上，甲状腺癌的发生率会升高一点点。

患有毒性弥漫性甲状腺肿（Graves 病）的时候，甲状腺也会表现为实质弥漫性病变，它的特征是血流信号特别丰富，被医生称为"火海征"。它一般会引起甲状腺功能亢进的症状，主要表现为心慌、消瘦、手抖、烦躁易怒等，也有小部分患者没有明显症状。无论是否有症状，怀疑甲状腺功能亢进时要到内分泌科就诊，一旦确诊则需要用药治疗。

有一些患者在感冒、发热之后出现了颈部的肿胀、疼痛，于是进行甲状腺的超声检查。检查结果有可能会提示：甲状腺实质弥漫性病变——亚急性甲状腺炎可能。这也是比较常见的一类影响到整个甲状腺腺体的疾病，可以单侧发病，也可以双侧发病，其属于一种炎症性的改变，在检查过程中医生按压甲状腺的时候患者会感受到明显的疼痛。如果甲状腺超声检查结果提示该疾病，建议患者到内分泌科就诊，并且治疗后复查甲状腺超声。

以上是临床工作中比较常见的导致甲状腺实质弥漫性病变的病因，还有一些少见的疾病，如淋巴瘤、无痛性甲状腺炎，也会引起这类超声表现。所以，希望大家不要光盯着自己的甲状腺超声报告上是否有结节，是否有弥漫性病变也需要关注，如有相关问题，建议到内分泌科进一步就诊。

第三节　颈部淋巴结病变

在进行甲状腺超声检查时，往往同时检查颈部淋巴结。如果检查结果提示颈部淋巴结肿大，患者往往会非常焦虑，因为淋巴瘤是一个"知名度"太高的疾病了。那么颈部淋巴结肿大说明了什么呢？

首先，我们得确定淋巴结是不是肿大，并非超声报告里描述了淋巴结就一定是异常的。淋巴结是人体的正常器官，每个人的颈部都能探查到淋巴结，如果仔细触摸颈部，大部分人能够触及自己颈部的淋巴结，而且淋巴结的大小也没有标准，左右两侧也不是完全对称的。所以，即便超声报告中提到淋巴结可见，但没描述其结构、形态的异常，通常不需要特殊关注。

其次，淋巴结肿大的原因多种多样，良性肿大主要是颈部及周围组织的炎症或者感染引起的，恶性肿大则可能是淋巴瘤或肿瘤转移所致。大多数的肿大淋巴结都是良性的。超声检查只是评价淋巴结的形态、结构、大小的一种影像学检查方法，对于淋巴结肿大的原因需要根据淋巴结的特征及患者的病史综合判断。在超声图像上，淋巴结的门样结构清晰、纵横比＞2等都提示良性可能性大。像我们前面提到的一些甲状腺疾病，如桥本甲状腺炎、亚急性甲状腺炎等也都可能伴发颈部淋巴结的轻度肿大，无须过分担忧。如果患者有恶性肿瘤病史，在颈部发现门样结构不清的淋巴结，尤其是出现门样结构不清且无痛性进行性肿大的颈部淋巴结，则需要特别关注，必要时需要穿刺活检来明确性质。

第四节　超声引导下穿刺活检

在甲状腺超声检查的结论部分，有可能出现"建议穿刺活检"的字样。看到这样的字眼，大家难免会紧张，那么穿刺活检究竟是怎么进行的呢？

建议穿刺活检的甲状腺结节往往具有一定的恶性风险，需要进一步明确性质，所以不能因为担忧或害怕而拒绝必要的检查。甲状腺的穿刺活检分为两种类型：粗针穿刺和细针穿刺。顾名思义，这两种穿刺类型所使用的穿刺针是不同的。粗针穿刺所使用的穿刺针更粗，穿刺所取到的甲状腺组织是组织条，在病理诊断中能够得到更多的信息，但是穿刺过程中出血的风险相对较高，且对于甲状腺结节的大小要求较高，小结节无法进行粗针穿刺活检。而细针穿刺活检则是甲状腺疾病诊断中应用最广泛的技术，这种技术所获得的是甲状腺结节内的细胞，虽然没有粗针穿刺所获得的组织充足，但大多数情况下能够满足甲状腺结节良恶性判断的需求。甲状腺细针穿刺的优势在于出血、损伤的风险小，穿刺时只需暴露颈部，消毒后用一根与打预防针时用的差不多的细针在超声全程引导下刺入甲状腺结节，用针尖刮取少量细胞进行检查，大部分情况下不需要打麻药，患者只有轻微痛感。而且，甲状腺细针穿刺不受甲状腺结节大小的限制，但是过小的结节，如直径小于 0.5 cm 的结节，一般也不建议进行穿刺活检，一方面因为过小的结节能够获取的细胞量少，可能难以获得可靠的结果；另一方面，甲状腺癌的恶性程度较低，发展缓慢，不建议对过小的结节过度治疗。

（张　帆）

乳腺超声报告解读

　　乳腺是女性的重要器官，与人类的生育、繁衍密切相关。近年来，乳腺疾病的发病率日趋升高，对于女性的健康是巨大的威胁，所以现在乳腺检查已成为女性健康管理中的重要组成部分，尤其对于成年女性而言，其重要性更是不容忽视。通过早期发现和及时治疗，可以显著降低乳腺疾病的风险，维护女性的身体健康和生活质量。随着技术和设备的进步和发展，超声检查已经成为乳腺疾病筛查和诊断必不可少的影像学检查方法。超声具有简便易行、分辨率高、无放射性损伤、性价比高等诸多优势，在临床症状、体征并不明显时，高频超声就可能有效地检出并识别早期的乳腺癌，因此乳腺疾病的诊断越来越离不开超声检查。但是很多女性朋友拿到自己的超声报告时会发现上面有很多专业术语和描述不易理解，下面我就为大家介绍拿到乳腺超声报告时需要关注哪些内容。

第一节　乳腺结节及分级

　　很多朋友是自己摸到乳腺结节或者进行外科体检时医生提示有结节，然后来进行乳腺超声检查的。那么，这些结节超声都能发现吗？其实并不是所有能触及的结节都能在超声图像上看到。有些朋友乳腺小叶增生或者脂肪小叶肥大时，都能摸到疙疙瘩瘩的感觉，这样摸到的"结节"在超声影像上表现为乳腺组织或者脂肪组织回声，并不是真正的结节，通常超声诊断会给出"乳腺未见明显占位性病变"的结论。见到这个结论，大家就不用太担心了，这就说明您摸到的"结节"实际上是一些正常的结构，不需要焦虑。

　　但当乳腺超声报告中出现了"结节"这个词时，很多朋友就会吓一跳，她们最关心的是乳腺里的结节是不是肿瘤，是不是乳腺癌。实际上，结节是一个广义的描述，就是指乳腺里长了一个局限性的疙瘩或者包块。这个结节只是一种形态学的描述，并不是病理上的诊断。乳腺结节可小、可大，体积小的被称为结节，体积大的可能会被称为包块；性质上可以是良性的，也可以是恶性的。结节病理类型多样，良性的结节有囊肿、增生结节、纤维腺瘤、炎性结节等；恶性的有乳腺癌、乳腺淋巴瘤等，最常见的类型是乳腺浸润性癌（图 14-1）；也有些交界性的肿瘤，如交界性叶状肿瘤等。

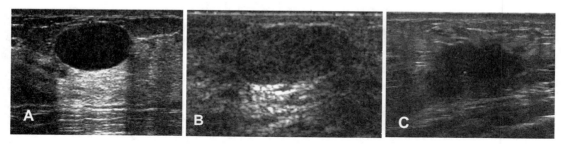

图 14-1　乳腺结节超声图像。A. 乳腺囊肿；B. 乳腺纤维腺瘤；C. 乳腺浸润性癌

所以在乳腺超声检查中，仔细全面扫查，看看能不能检查出结节是很关键的。如果检查出有结节，接下来就需要判断结节的性质，以决定后续的随访以及治疗策略。这时则需要根据结节的形态、边缘、纵横比、内部回声、内部有无钙化及钙化形态、血流分布情况等诸多特征来进行结节的良恶性判断。例如，边缘光整清晰、内部为无回声的椭圆形囊性肿物通常为良性的囊肿，而形态不规则、边缘为毛刺状、与皮肤表面不平行、内部为低回声、可见杂乱血流分布的实性肿物则考虑乳腺癌的风险比较大。为了帮助医生更好地评估乳腺肿瘤的风险并指导后续的诊疗决策，通常在大一些医院给出的超声报告中，大家可以看到诊断结论一栏乳腺结节的后面会给出一个 BI-RADS 分类。那这个分类是什么含义呢？其实 BI-RADS 是一个英文缩写，它的英文全称为 Breast Imaging and Report Data System 缩写，翻译过来的中文名称就是：乳腺影像和报告数据系统。它采用一种通用的体系架构，让不同国家和地区的超声医生用同一套术语来对乳腺结节的特征进行描述。BI-RADS 是美国放射学会（American College of Radiology，ACR）发布的乳腺影像诊断的标准，推荐在影像诊断中使用，包括乳腺 X 线摄影钼靶、超声检查以及磁共振成像等，其目的是通过一个统一标准使乳腺影像诊断标准化、规范化，给乳腺外科临床医生提供较为清晰、准确的参考意见。

BI-RADS 分类一共分为 7 类，包括 0~6 类（表 14-1）。

BI-RADS 0 类表示评估不够完全，情况不确定，需要进一步检查，结合其他的影像学检查辅助诊断。譬如做了超声报告为 0 类，那可能需要再做个钼靶检查，或者磁共振检查以便明确诊断。

BI-RADS 1 类表示为正常乳腺，影像学检查未见异常，乳腺结构清晰，无肿块，无皮肤增厚，无微钙化等，看到这个结论，则恭喜您目前乳腺没什么风险，可以放心了。

表 14-1　BI-RADS 分类与对应的恶性风险

恶性率（％）	BI-RADS 分类
不确定	0，不确定
0	1，无结节
0	2，良性
＜ 2	3，良性可能
2 ～ 10	4A，低度可疑恶性
10 ～ 50	4B，中度可疑恶性
50 ～ 95	4C，高度可疑恶性
＞ 95	5，高度提示恶性
100	6，活检证实的恶性

　　BI-RADS 2 类指影像学发现倾向良性的征象，如乳腺单纯囊肿、脂肪瘤、积乳囊肿、良性钙化、连续超声检查未出现变化的纤维腺瘤等，一般不需要特殊治疗，定期随访即可。

　　BI-RADS 3 类代表良性可能性大，恶性的危险性小于 2%，如乳腺复杂性囊肿、纤维腺瘤等。此类不需要特别的治疗，但有一定恶性风险，需要短期随访。建议 3 ～ 6 个月一次，至少保持 2 年以上，然后根据情况变化决定进一步处置措施。

　　BI-RADS 4 类则代表有一定的恶性风险，需要患者进一步穿刺或切除做病理检查。根据风险的大小分为 3 个标准，4A 类指恶性的可能性为 2%～10%，4B 类指恶性的可能性为 10%～50%，4C 类指恶性的可能性是 50%～95%。

　　BI-RADS 5 类代表具有高度怀疑恶性的表现，恶性的可能性＞95%，需要积极治疗。

　　BI-RADS 6 类指的是已经穿刺或手术病理证实为恶性的病变，一般用于患者接受新辅助化疗、肿物切除或乳房切除术前的评价。

　　另外还要跟大家强调一下，虽然医学界努力在影像评估乳腺结节上建立统一的标准，但是对于各个征象的判断还是存在一定的主观性，特别是超声是一项对操作者依赖性很强的影像学检查方法。对于同一个结节，不同的超声医师结合自己的临床经验，也有可能给出不同的分类结果。另外有些良性病变，例如乳腺炎性结节、硬化性腺病、糖尿病性乳腺病等有时也可以出现边缘不规则、不清晰等与恶性结节相重叠的超声征象。因此当超声提示结节存在一定的风险时，还是需要您到乳腺外科就诊，请外科医生综合分析，必要时结合其他影像学检查，或进一步穿刺甚至需要切除获得病理结果以明确诊断。

第二节　乳腺炎

炎症是一个含义很丰富的概念，乳腺炎是女性常见的疾病，根据病因的不同可以分为急性化脓性乳腺炎、浆细胞性乳腺炎、肉芽肿性小叶炎等。比较常见的是急性化脓性乳腺炎以及浆细胞性乳腺炎。下面就为大家介绍这两类炎性疾病。

急性化脓性乳腺炎是乳腺的一种急性化脓性感染，常发生于哺乳期，初产妇会比经产妇发病率更高，也可以称为急性哺乳期或产褥期化脓性乳腺炎。其主要原因是乳汁淤积以及细菌感染。乳腺导管不通、排乳不畅是其最常见的诱因。患者会出现乳腺胀痛、局部红肿、发热等，同时可以伴随全身症状，如高热、寒战等，也可能伴有同侧腋窝淋巴结肿大。血常规可以出现白细胞水平升高以及中性粒细胞比例明显升高。当合并脓肿形成时，早期乳腺局部会出现张力明显升高，后期可触及有波动感的包块，如果脓肿位置表浅，可能会发生破溃。根据急性乳腺炎的进展程度不同，其在超声上表现也会有所不同。在病变早期，病变区会出现乳腺组织局部增厚，边界模糊，回声不均匀增强或减低，局部有压痛，彩色多普勒超声检查显示炎性区域血流信号较正常组织增多。当病程发展到形成脓肿时，可于病变区域内探及团片状或不规则的囊实混合回声或无回声包块（图 14-2），壁较厚，不光滑，边界可清晰或不清晰，无回声区内透声差，其内可见散在或密集点状低回声，有些内部还可能见到分隔，脓肿周边组织增厚，回声不均匀，彩色多普勒超声检查显示脓肿壁及其周边组织内可能会有稍丰富血流信号。当脓肿破溃后，病变处可见与皮肤层相通的条形管状低 - 无回声的窦道。有些患者还可以伴随患侧腋窝淋巴结肿大，但肿大淋巴结门样结构清晰，包膜完整，其内血流信号可较丰富，但仍呈门样分布。急性化脓性乳腺炎结合典型临床表现及流行病学特点一般比较容易诊断，外科医生建议超声检查时，通常是想判断有无脓肿形成，脓肿是否成熟，以决定是否进行脓肿穿刺引流或切开引流。超声对于脓肿穿刺引流可以起到一个很好的引导作用。

浆细胞性乳腺炎则是一种特殊类型的乳腺炎症，属于非哺乳期乳腺炎，因其病变组织内有大量的浆细胞浸润而得名，也被称为"乳腺导管扩张症"。浆细胞性乳腺炎病因尚未完全明确，可能与乳腺导管先天发育不良、排泄障碍、血液中激素水平异常以及自身免疫功能异常等诸多因素相关，有些患者也会合并细菌感染。浆细胞性乳腺炎往往多见于中年女性，病程较长，反复发作，迁延不愈，会给患者的生活、工作带来诸多不便。该病早期可无症状，或仅表现为乳头分泌浆液性物质，急性期可出现乳房红、肿、痛，乳腺内触及边界不清、有触痛的硬结等。浆细胞性乳腺炎超声表现多种多样，包括：①单纯导管扩张型表现为乳腺导管不同程度的扩张，内部透声差，可见细点状或碎屑样低回声沉积等；

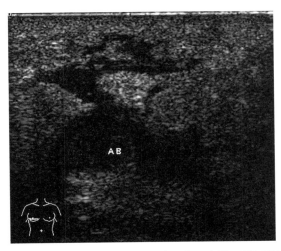

图 14-2　急性化脓性乳腺炎超声图像。右乳可见不规则混合回声包块（AB），提示存在脓肿

②囊性型则表现为大小不等、形态各异呈蜂窝状分布的多发无回声区；③肿块型则表现为不均匀回声的肿块，边界不清，形态不规则；④还有些患者表现为囊实混合型，即在肿块型的基础上，病情继续进展，局部可出现小脓肿等含液无回声区域。浆细胞性乳腺炎的病灶位置较浅，经常会突破皮下脂肪层到达皮肤。浆细胞性乳腺炎超声表现多样，有时候与乳腺恶性病变（特别是乳腺导管原位癌）难以鉴别，但乳腺导管原位癌通常会有多发沙砾样微小钙化，结合钼靶检查有助于评价钙化的形态、分布，从而便于鉴别诊断。当临床表现及影像学特征都不够典型时，可在超声引导下行穿刺活检避免误诊和漏诊。

第三节　乳腺导管扩张

有些朋友可能在超声报告上见到"乳腺导管扩张"的诊断，这个与上一节我们提到的乳腺导管扩张症（即浆细胞性乳腺炎）是同一概念吗？其实并不是。如果报告上仅仅提示了乳腺导管扩张，则只是一种描述性的诊断，告诉大家存在导管扩张这种现象，而引起导管扩张的原因不仅仅有乳腺导管扩张症，还包括体内激素分泌异常、乳腺增生、纤维囊性乳腺病、导管内乳头状瘤、导管内乳头状癌、乳腺导管原位癌等诸多原因。

大家如果看到了乳腺导管扩张的诊断，要注意一下自己有没有乳头溢液以及溢液的性质，如果溢液为血性溢液一定要小心是不是有导管内乳头状瘤或导管内乳头状癌等乳腺肿瘤的问题，一定要进一步仔细检查。对于诊断结果出现了导管扩张的超声报告来说，大家需要关注的是对导管扩张情况的具体描述。如果超声上仅仅描述导管扩张，壁光滑，内部透声良好，未见明显占位性病变，那就不用太担心。这有可能是体内激素分泌影响或其他因素导致的导管良性扩张，定期复查即可。当乳腺导管内出现了明确的结节时（图14-3），超声医师会根据结节的形态给予相应的 BI-RADS 分类。大家按照 BI-RADS 分类相应的风险评级听从医生的指导，进一步随访或检查即可。如果出现导管扩张，同时存在多发簇状微小钙化时，一定要警惕乳腺导管原位癌的风险，可能需要结合钼靶检查，甚至需要进行超声引导下穿刺活检以明确诊断。有时候乳腺扩张的导管内透声差，似有内容物填充，又不确定是不是真正的实性结节时，医生可能会建议结合超声造影检查来看看导管内部是不是存在真正有血供的肿物，因为超声对比剂通过静脉注入后，会使导管内真正的肿物在超声声像图上显示出来，而导管内的沉积物不会在超声造影图像上显示，这样就可以将有一定风险的实性结节与没什么意义的导管内沉积物鉴别开来。遇到这种情况，大家遵从医嘱即可。

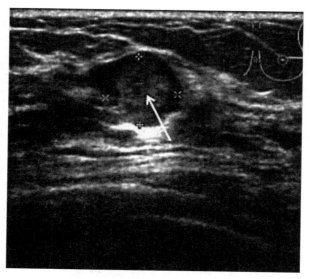

图 14-3　导管内乳头状瘤超声图像。扩张导管内可见
一个低回声实性结节（箭头所示）

（赵　博）

第十五章
消化系统超声报告解读

超声检查在消化系统疾病的诊断中起着重要作用，可以用来进行肝脏、胆囊、胰腺、脾脏、胃肠道等脏器的检查。腹部超声也是体检中常规的检查项目，在拿到超声检查报告之后，很多朋友会发现自己的检查结果或多或少有一些问题。那么哪些问题是值得关注的，哪些问题则是不需要过度焦虑的呢？下面请听我细细讲解。消化系统所涉及的疾病非常庞杂，本章仅就常见诊断进行解读。

第一节　肝脏病变

肝脏是人体重要的消化器官，位于人体的右上腹，虽然它的体积不小，但大多数情况下我们是感受不到它的。当它内部出现一些小问题时，比如囊肿、血管瘤等，我们一般也不会感觉到不适。我们把超声检查发现的肝脏病变分成三大类给大家解读：

一、常见的良性病变——定期观察即可

（一）脂肪肝

脂肪肝大概是肝脏超声报告中最常见的异常结果。脂肪肝分为酒精性脂肪肝和非酒精性脂肪肝，与酒精摄入、体重超重、血脂异常、糖尿病等相关。轻度的脂肪肝通常没有临床症状，比较严重的脂肪肝可能引起右上腹隐痛及转氨酶升高。脂肪肝在超声上表现为肝脏回声弥漫性增强，体积可以轻度增大，血管纹理模糊等。发现轻度的脂肪肝，注意生活方式的调整即可，如戒酒、减重、控制血糖等，如发现重度脂肪肝并引起相应的临床症状时，建议到消化科就诊。

（二）肝囊肿

肝囊肿是含有透明液体的囊性结构，也就是一个水泡，是常见的肝脏良性病变，在中老年人中非常多见，随着年龄的增长，发生率越来越高。大部分患者都是在体检中偶

然发现肝囊肿，而本人没有症状。肝囊肿在超声报告里的描述为无回声，边界清晰，未见血流信号（图15-1）。诊断了肝囊肿不用惊慌，大部分肝囊肿并不需要治疗，也没有恶变的风险，定期复查大小即可。如果肝囊肿特别大，直径达到5 cm以上，可以到普外科或超声介入科就诊，咨询医生的意见，必要时可以采取腹腔镜手术或者超声引导下囊肿经皮穿刺抽吸联合硬化治疗。如果知道自己有巨大的肝囊肿，应该避免腹部的剧烈撞击，以免囊肿破裂。如果突然发生上腹部剧痛，有可能囊肿发生破裂出血，应及时就诊。

（三）肝血管瘤

肝血管瘤是最常见的肝脏良性肿瘤，通常为单发，也可以多发。肝血管瘤生长缓慢，大多体积较小，直径小于5 cm，也有少数会生长到10 cm以上。肝血管瘤的病因尚不完全清楚，目前认为它们属于先天性血管畸形或错构瘤增大所致。肝血管瘤在超声上表现为高回声或低回声的结节，边界清晰（图15-2）。大多数肝血管瘤患者没有不适症状，预后良好。所以，发现血管瘤不需要紧张，通常定期观察即可，如果超声表现不典型，不能确诊血管瘤，或者体积较大，可以选择增强的影像学检查（如增强CT、增强磁共振、增强超声等）进一步确诊。

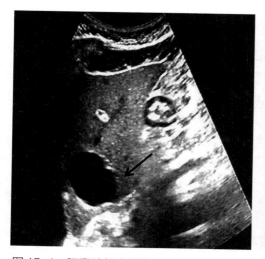

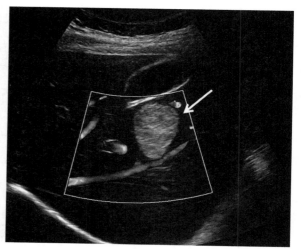

图15-1　肝囊肿超声图像。箭头所指病灶为肝囊肿，表现为肝脏内边界清晰的无回声，直径约3 cm

图15-2　肝血管瘤超声图像。箭头所指高回声结节（白色）为肝血管瘤，边界清晰，未见血流信号

（四）肝内钙化灶

肝内钙化灶也是超声报告上经常出现的诊断，而且还发生在很多年轻朋友的身上。其实，肝内钙化灶不是肝硬化，更不是肿瘤。它主要是由于肝脏内的钙质沉积所致，成因多

是因为肝细胞在炎症或者损伤后留下的瘢痕，但患者往往并没有过肝脏炎症或损伤的表现，只是在不知不觉中遗留下了一个"疤"。在没有其他疾病的肝脏背景下，肝内钙化灶为良性病变，不需要特殊治疗。

（五）低脂区或局部脂肪沉积

超声报告上偶尔还会出现低脂区或局部脂肪沉积这样的字眼，这种情况容易出现在脂肪肝的背景下，是脂肪分布不均匀所致的，通常表现为小片状的低回声或高回声区。如果经有经验的超声医生判断为低脂区或局部脂肪沉积可能性大，那就无须过度担心，定期复查即可，如果经过生活方式调整脂肪肝好转或消失了，那这类疾病可能也就随之消失啦。

二、需要进一步诊治的病变

（一）肝实质弥漫性病变

当超声报告提示肝实质弥漫性病变的时候，这意味着整个肝脏可能都出现了问题，原因可能是肝硬化、急慢性肝炎等。肝实质弥漫性病变的超声表现为肝脏回声增粗、肝脏形态改变、脾大等。有时超声报告的结论仅会提示肝实质回声增粗。此时，建议到消化科就诊，排查引起肝实质弥漫性病变的原因，如病毒感染、应用药物、自身免疫性疾病等。需要注意的是，肝实质回声增粗其实也是一个相对主观的判断，如果只是回声稍有增粗，换一位医生也可能诊断为正常。

（二）性质不明的肝结节

结节代表的是圆形或类圆形的病灶，通俗来讲就是一个"疙瘩"。所以，结节是一种表现，而不是一种疾病，它的性质可以是多种多样的。比如咱们前面提到的肝囊肿就是一种囊性的结节，而肝血管瘤、肝癌等则是实性的结节。除了这些性质的结节外，肝脏其实还有一些其他表现为结节的良性病变，比如肝腺瘤、局灶结节性增生等，但这些病变比较少见，超声特征不典型，很多时候难以仅凭超声就能明确性质，往往需要增强的影像学检查进一步明确性质（如增强 CT、增强磁共振、增强超声等）。所以遇到了性质待定的肝脏结节，可以到普外科或消化科就诊，寻求进一步的诊断。

（三）肝脓肿

肝脓肿是急诊就诊行超声检查时可能遇到的诊断。患者通常有发热、腹痛的症状，可能有糖尿病的病史。这种疾病是细菌或者阿米巴原虫感染引起的，在免疫力低下的人群中容易发生。这是一种良性的疾病，但也可以很凶险，需要及时治疗，建议到消化科进一步诊治。

三、恶性病变

肝脏的恶性病变就是肝脏恶性肿瘤，也就是我们常说的肝癌。肝癌分为原发于肝脏的恶性肿瘤和从身体其他系统的恶性肿瘤转移到肝脏的转移癌。原发于肝脏的恶性肿瘤最常见的就是肝细胞肝癌，大多发生在有慢性肝病、肝硬化的患者中，也有一部分原发于胆道，称为肝内胆管细胞癌。而转移性肝癌则发生在患有其他肿瘤的患者身上。需要注意的是，常规的超声检查只是对于肝脏肿瘤的初步评估，大部分情况下难以确定肿瘤的性质，当考虑"性质待定"或怀疑恶性的时候需要进一步检查，建议到普通外科或者消化科就诊。

第二节　胆囊及胆管病变

胆囊位于人体的右上腹，与肝脏相邻，是腹部超声重要的检查脏器。超声对于胆囊看得特别清楚，甚至具有一些 CT 不能比拟的优势。进行胆囊超声检查前需要严格空腹，因为我们的胆囊是用来储存胆汁的，当吃了东西之后，胆囊会收缩把胆汁排出到肠道中帮助消化，而胆囊本身就瘪了，我们就很难看清胆囊的细微结构和病变了。所以，胆囊超声检查前最好空腹 8 小时以上，而且临近的一餐也不建议食用过于油腻的食物。这个空腹是指除了白开水以外一切东西都不能吃哦。有的患者会询问胆囊检查前是否连药都不能吃，如果是比较重要且需要按时服用的药物，那么还是建议患者正常服药，不能为了检查而带来危险。胆囊检查超声报告上经常出现的诊断包括：胆囊结石、胆囊息肉样病变、胆囊壁增厚、胆囊壁毛糙、胆囊肿物等，下面给大家一一解读。

一、胆囊结石

胆囊结石的患病率较高，大多无症状，很多患者都是在体检中发现自己患有胆囊结石。胆囊结石的原因很多，可能与遗传、妊娠、糖尿病、血脂异常、肥胖、应用药物等因素有关。胆囊结石在超声检查中的典型表现是强回声、伴声影（图 15-3），有时候医生还会指导患者翻身，此时能够发现结石会在胆囊里滚来滚去。发现了胆囊结石先别太紧张，大部分胆囊结石并不需要手术治疗，建议到普通外科或者消化科就诊，

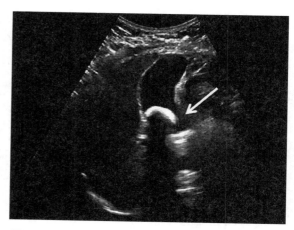

图 15-3　胆囊结石超声图像。箭头所示为胆囊腔内的结石，表现为强回声，后方伴有声影（黑色条带）

听从专科医生的建议。但胆囊结石容易引起胆囊炎，胆囊结石患者如果突然出现右上腹痛、发热等症状，那有可能是出现了急性胆囊炎，建议及时就诊。

二、胆囊息肉样病变

胆囊息肉样病变是体检中非常高发的一类胆囊疾病，患者通常没有症状。胆囊息肉样病变是指胆囊壁上的赘生物，也就是胆囊壁上的"小突起"，它的性质多种多样，绝大部分都是良性的，最常见的是胆固醇性息肉，也可以是炎性息肉，少部分是腺瘤，极少数可能是胆囊癌。超声报告上对于这类病变统称为"胆囊息肉样病变"，因为影像检查很难明确息肉的病理类型，很多患者看到"病变"两个字就非常紧张，说我的息肉已经"病变"了，其实这并不代表息肉的良恶性。胆囊息肉样病变的超声表现为固定在胆囊壁上的高回声或等回声，特征是不会随着患者翻身而在胆囊内滚动（图15-4）。1 cm 以下的息肉一般都是良性的，定期观察即可，大于 1 cm 的息肉、生长特别快的息肉或者合并胆囊结石的息肉需要关注，有一定的风险，建议到普通外科或者消化科就诊。

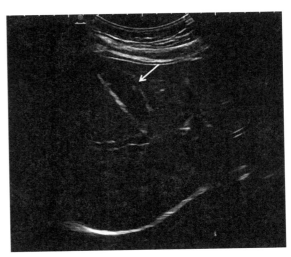

图 15-4　胆囊多发息肉样病变的超声图像。胆囊壁上可见多个小突起（白色箭头所示）

三、胆囊壁增厚

胆囊壁增厚也是超声报告上常见的字眼，其实它不是一种诊断，而是胆囊的一个表现，原因多种多样，可能是胆囊本身的问题，也可能是身体其他系统的疾病在胆囊上的表现。胆囊本身的问题可以是急慢性胆囊炎、胆囊腺肌增生症等，如果不均匀的显著增厚也可能是胆囊的肿瘤。身体其他系统的疾病也可以引起胆囊壁的增厚，比如心功能不全、肾功能不全、肝硬化、急性肝炎、各种慢性疾病或营养不良所致的低蛋白血症等。所以胆囊壁增厚的原因应该具体问题具体分析，可以到消化科就诊。大部分的胆囊壁增厚都是良性病变，如果只是轻度的增厚并且没有其他疾病也可以过一段时间再复查超声。记住，检查前一定要严格空腹哦，临近的一餐也建议清淡饮食，因为刚吃了饭，胆囊一收缩，充盈不良也会使胆囊壁显得轻度增厚。

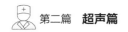

四、胆囊壁毛糙

胆囊壁毛糙是指胆囊壁不够光滑，常见于急性或者慢性的胆囊炎，常常合并有胆囊结石，建议到消化科或者普通外科进一步诊治。但胆囊壁毛糙也是一个相对主观的判断，如果没有不适的症状，也没有其他胆囊的疾病，也可以先观察。

五、胆囊肿物

胆囊肿物在超声报告上可能表述为胆囊占位、胆囊实性病变、胆囊包块等。表现为胆囊肿物的疾病可能为胆囊的肿瘤，也有少数情况是胆囊内的胆泥沉积（黏稠的胆汁混合着结石形成的泥巴样的团块）。通常情况下胆泥会随着翻身而改变位置，只是在少数情况下会粘在胆囊壁上，与胆囊肿物难以区分。此时可以通过血流以及增强检查来鉴别，因为胆囊肿物是有血供的，而胆泥则没有。胆囊的肿瘤以恶性居多，如果超声考虑胆囊肿瘤的可能性大，建议到普通外科就诊以进一步诊治。

第三节　胰腺病变

超声检查是胰腺疾病有效的检查方式，但是胰腺位于人体中上腹的深部，前方有胃肠的遮挡，所以检查前的患者准备非常重要，需要空腹8小时以上，可以饮水。胰腺常见的病变包括急慢性胰腺炎、胰腺肿物等。

一、急性胰腺炎

急性胰腺炎的常见病因是胆结石、饮酒及高脂血症，患者通常表现为剧烈的上腹痛。超声检查可以发现胰腺肿胀、回声改变及胰腺周围的积液等，而且还能对胆道系统进行检查，对胰腺炎的病因进行初步的判断。急性胰腺炎属于急腹症，是非常凶险的需要立刻诊治的疾病，一旦怀疑急性胰腺炎的诊断建议立刻到急诊科或消化科就诊。

二、慢性胰腺炎

慢性胰腺炎常见于急性胰腺炎多次复发者，也有少数患者并没有急性胰腺炎的发作史，常表现为上腹痛、腹泻、血糖异常等。慢性胰腺炎超声表现为胰腺萎缩、胰管扩张、胰管结石等。慢性胰腺炎既影响消化功能，又影响内分泌功能，需要进一步诊治，建议到消化科就诊。

三、胰腺肿物

大家一听到胰腺肿物就会非常紧张，其实胰腺肿物并非只有胰腺癌，还有许多不同的类型，如囊腺瘤、神经内分泌肿瘤、实性假乳头状瘤、导管内乳头状黏液瘤等，有良性也有恶性。如果是体检偶然发现的小囊肿，通常风险不大，建议定期复查或磁共振检查后超声随诊即可。如果胰腺的病变为实性肿物则有可能为恶性，建议尽快到普通外科就诊进一步检查。除囊肿外，其他类型的胰腺肿物超声表现多样，通常也难以仅凭普通超声检查得以确诊，如体检发现胰腺肿物建议进一步检查明确性质。

第四节　脾脏病变

脾脏位于人体的左上腹，很多人都认为脾脏是消化器官，其实不然，它是人体最大的淋巴器官，也是免疫器官，具有储血、造血、清除衰老红细胞和进行免疫应答的功能。脾脏在超声检查中是一个"存在感"并不强的器官，出现病变的概率不高，所涉及的疾病也并不多，最常见的异常是"脾大"，偶尔可见脾脏的肿物。

一、脾大

脾大是超声检查报告中最常见的脾脏异常，甚至有些身体健康的朋友在体检报告上也会发现这样的诊断。超声检查一般是用脾脏的厚度来评价脾脏大小是否正常，通常用厚度超过 4 cm 来作为脾大的判定标准。需要明确，并非超声报告中出现了"脾大"的诊断就一定存在异常，人的内脏大小其实跟人的体形是有关系的，身材高大的人，脾脏也相对会大一点。如果体检发现脾大，脾脏的厚度只是比正常值大一点点，而自己身材又比较高大，大概率这是正常现象，不需要过度担心，定期复查，如脾脏的大小没有显著变化则可确定为正常现象。如果脾脏增大得比较明显，那么还是需要进一步明确原因的。导致脾脏异常肿大的原因很多，包括血液系统疾病（淋巴瘤、白血病、骨髓纤维化等）、肝硬化、心力衰竭、感染性疾病、炎症等。对于不明原因的脾脏肿大，建议首先到血液科就诊。

二、脾囊肿

脾脏也可以出现囊肿，就像肝囊肿、肾囊肿一样，往往是体检时偶然发现。如果超声报告明确报告脾脏上的病变是个囊肿，也就是表现为无回声、边界清晰、无血流信号，那么就不需要进一步诊治，定期体检即可。如果得过胰腺炎，也有少数患者会在脾内或者脾脏周围遗留假性囊肿，根据病史也能够判断。

三、脾脏肿瘤

脾脏的肿瘤比较少见，其中良性肿瘤常见的类型包括血管瘤、淋巴管瘤等，恶性的包括淋巴瘤、转移瘤、血管肉瘤等。如超声发现脾脏肿瘤需要进一步检查明确性质，如确定为良性肿瘤无须手术时，定期进行超声检查观察疾病变化即可。

四、脾脏钙化灶

有少数患者在进行脾脏超声检查时会发现脾脏多发的钙化灶，这种情况可能是曾经得过结核病而遗留的瘢痕，多见于中老年人。其实结核病的感染率是很高的，很多人在不知不觉中已经得过并且痊愈了，如果脾脏上遗留了钙化的瘢痕也是没有什么危害的。

第五节　胃肠道病变

胃肠道并不是传统超声检查的"阵地"，因为胃肠道内有大量的气体，而气体又是超声检查的"天敌"，所以普通的超声检查对于胃肠道疾病的诊断率并不高。随着超声检查技术的发展，超声在胃肠道疾病的诊断中也发挥着越来越重要的作用。但专门的胃肠道超声检查前需要做一些特殊的准备，如口服对比剂、灌肠等。经常有患者在进行腹部超声检查时会跟医生说："医生，我经常胃疼，您能帮我顺便看看胃吗？"这种情况，往往会"遭到"医生的拒绝。其实，这并不是医生犯懒，而是普通的超声检查确实很难清楚地显示胃肠的细微病变。通常，普通的超声检查仅能诊断胃潴留、肠梗阻或者比较大的胃肠道肿瘤，而对于早期的肿瘤、炎症、溃疡、息肉等问题往往难以显示，所以超声没有发现胃肠道的问题并不代表正常，超声检查也不能代替胃肠镜、消化道造影等检查。当怀疑胃肠道疾病的时候，需要做什么检查还是要听消化科医生的。

（张　帆）

第十六章
泌尿系统及腹膜后超声报告解读

泌尿系统超声主要针对双肾、输尿管及膀胱进行检查。对于泌尿系统，超声主要是用来诊断或者除外形态结构的异常、占位性病变、结石等，如果只是轻度的泌尿系统感染、肾炎、肾病等，超声不一定有异常的表现。经常有患者出现尿频、尿急、尿痛甚至尿血的症状，临床上怀疑泌尿系统感染，而超声表现是正常的，这时候超声检查的作用就是除外肿瘤、结石等其他疾病。也有很多患者是因为体检发现蛋白尿、尿潜血或者肾功能异常来就诊，而超声检查也很可能是正常的。所以，泌尿系统超声检查结果正常并不意味着其他相关的检查比如尿常规、肾功能等化验检查也一定正常，不能除外早期的肾炎、肾病等，如化验结果异常仍需肾内科继续诊治。腹膜后病变大家可能比较陌生，主要包含肾上腺、腹膜后淋巴结、腹膜后肿物等，由于腹膜后占位通常由泌尿外科首诊，所以在本章一并介绍。

第一节 肾脏、输尿管、膀胱病变

正常人拥有两个肾脏，位于腰部两侧后方，膀胱位于小腹区域，双肾通过输尿管与膀胱相通，肾脏分泌的尿液通过输尿管排入膀胱中储存。超声检查前，如检查的脏器包含膀胱，则需要憋尿，而仅进行双肾和输尿管的检查时并不需要憋尿。泌尿系统超声常见的诊断包括肾实质弥漫性病变、肾囊肿、肾结石、肾盂分离、肾脏肿物、先天性异常、膀胱肿物等。

一、肾实质弥漫性病变

肾实质弥漫性病变代表整个肾脏的回声出现改变，通常与肾炎、肾病、肾功能不全等疾病有关。有时候慢性肾炎的起病很隐匿，患者并没有明显的不适症状，但体检有可能发现肾实质弥漫性病变，此时有可能疾病已经明显影响了肾脏的功能，建议尽快到肾内科就诊，进一步检查。

二、肾囊肿

肾囊肿是常见的肾脏疾病，就是长在肾脏上的水泡，大多数情况是良性的，随着年龄的增长，发病率也逐渐增加。大部分的肾囊肿都是单纯性肾囊肿，即描述为无回声、边界清，如果诊断仅为"肾囊肿"，则代表单纯性肾囊肿，这种情况通常不需要进一步诊治，定期复查即可。如果囊肿过大，可以考虑治疗，一般超过 4 cm 可进行手术治疗（可选择腹腔镜微创手术）。如果患者年龄大，身体弱，合并症多，可考虑超声引导下硬化治疗，建议到泌尿外科或超声介入科就诊。如果超声检查提示复杂性肾囊肿，即囊肿的囊液不清亮、有较厚分隔等，则考虑囊肿有一定的恶性风险，建议到泌尿外科就诊，完善增强 CT 检查以帮助判断良恶性。多发的肾囊肿有时也会出现，处理方法同单纯性肾囊肿。

还有一种疾病叫做多囊肾，区别于多发肾囊肿。多囊肾是整个肾脏变成很多个水泡，大大小小的都有，表现为患者在年轻的时候就出现多发性的肾囊肿，随着年龄的增长囊肿越来越多，肾脏体积越来越大，很多人还同时患有多囊肝。多囊肾一般不做腹腔镜肾囊肿开窗术，因为把大的囊肿切除后，小的囊肿也会慢慢变大，而且囊肿越来越多，手术解决不了根本问题。多囊肾是遗传性疾病，随着时间的推移肾功能会逐渐变差，应注意复查肾功能，后期可能需要做透析治疗。

三、肾结石

肾结石很常见，病因包括脱水、高尿酸血症、甲状旁腺功能亢进等，但大部分的患者并没有明确的病因。肾结石的超声表现为肾窦内的强回声，伴有声影或快闪伪像。超声对于小的肾结石的诊断并不敏感，所以可能出现 CT 检查诊断了肾结石而超声没有看到的情况。患有肾结石可到泌尿外科就诊。肾结石如果老老实实待在肾脏里面，一般不会引起明显的症状，但如果它掉进了输尿管里，就会引起剧烈的腰痛，所以知道自己有肾结石的患者如果突然发作剧烈腰痛，应该想到肾结石掉进了输尿管的可能，建议到泌尿外科急诊就诊。如果患者有双侧多发的肾结石，多次治疗后仍然反复发现新发的肾结石，建议排除甲状旁腺功能亢进、高尿酸血症等内分泌疾病引起的肾结石，可到内分泌科就诊。一般来说，肾结石没有症状，不用特殊处理，直径 0.6 cm 以下的结石有可能自行排出，0.6~2 cm 的结石可考虑体外碎石，1 cm 以上的结石也可考虑手术。

四、输尿管结石

输尿管结石通常系肾结石掉落在输尿管里。由于输尿管是一根纤细的管道，其中还有 3 处特别狭窄的地方，肾结石一旦掉进输尿管里，就很容易卡在里面，从而引起非常剧烈的疼痛，甚至能够疼到壮汉在地上打滚。超声是怀疑输尿管结石时常用的检查，大多数情况下能够显示出输尿管中的结石以及由于输尿管阻塞所导致的肾积水。但由于超声难以显示输尿管的全程，有少数情况下显示不出输尿管内的结石，但结合腰痛的症状及患侧的肾积水和输尿管积水，也基本能够诊断输尿管结石。如果超声看不清楚可以做 CT 检查明确诊断。输尿管结石堵住输尿管以后会引起梗阻，肾脏产生的尿液不能排到膀胱，引起肾积水，影响肾功能。有的人输尿管结石没有症状，没有处理，过了一年半载，发现肾脏没有功能了，就特别可惜。所以输尿管结石一定要积极到泌尿外科处理。

五、肾盂分离

有时候腹部超声检查报告中会出现"肾盂分离"的字眼，它意味着什么呢？

通常情况下，正常人的肾盂是基本闭合的，当出现肾盂分离可能存在以下情况：①输尿管内出现了结石或肿瘤，导致肾脏分泌的尿液不能顺畅引流，引起肾盂因积水而分离。由于输尿管位置深在且纤细，超声很难显示其全程，当结石或肿瘤位于输尿管内超声所不能显示的位置时，病变仅表现为肾盂分离。②膀胱过度充盈，也就是憋尿憋得太多了，这种情况在临床上也是很多见的，由于膀胱内压力过高，导致肾盂内积水从而表现为肾盂分离，但这种情况一般是左右双侧对称的，排尿后一段时间复查可恢复正常。③肾盂内出现肿瘤：超声对于肾盂内较小的肿瘤显示率并不高，部分肾盂肿瘤仅表现为肾盂分离。④结核、炎症等。所以，肾盂分离的原因有很多，需要结合临床症状综合分析。

六、肾脏肿物

肾脏的肿瘤在早期大多没有什么症状，很多都是体检时偶然发现。超声报告上可能出现的字眼包括肾实性或囊实性结节、包块等，一旦超声发现肾脏肿物，都建议进一步检查明确性质。肾脏的良性肿瘤以错构瘤最多见，也叫做血管平滑肌脂肪瘤，典型的超声表现为肾内高回声结节，边界清晰，内部未见血流信号。当超声怀疑肾错构瘤时，建议行 CT 检查明确其性质，因为肾错构瘤中含有脂肪，CT 能够分辨出脂肪的成分。除了肾错构瘤以外，肾脏的其他肿瘤以恶性居多，最常见的是肾细胞癌以及肾盂肾癌。另外，还要注意排尿的时候有没有血尿，如果体检发现尿常规有潜血同时超声显示有肾脏肿物，建议及时到泌尿外科就诊，可能需要手术治疗。

七、膀胱结石

膀胱的结石相对少见，有的来自肾脏结石掉落，更多是由于排尿不畅尿液淤积所致。膀胱结石好发于前列腺增大的排尿困难的老年男性，建议到泌尿外科就诊。

八、膀胱肿物

膀胱的肿物在超声上描述为膀胱壁结节、局限性增厚等，有良性也有恶性，多数情况为恶性。恶性的多为膀胱癌，良性的有腺性膀胱炎、内翻性乳头状瘤等。单纯通过超声检查很难明确膀胱肿物的性质，必要时需要进行膀胱镜检查，建议到泌尿外科就诊。一般来说，无论良恶性的膀胱肿物都应该切除，膀胱癌术后复发率较高，应该定期行膀胱镜复查。

九、膀胱壁毛糙增厚

膀胱壁毛糙增厚是指整个膀胱的囊壁增厚且不光滑，一般来说不是肿瘤所导致。严重的膀胱炎症可以导致膀胱壁毛糙增厚，此时患者通常会有发热、血尿、尿急、尿痛等明显的感染症状。在老年男性中常出现的膀胱壁毛糙增厚是由于膀胱壁肌小梁增生所致，由于前列腺肥大导致排尿困难，膀胱壁就用力收缩帮助排尿，久而久之膀胱壁内的肌肉就变得粗壮了。

十、泌尿系统先天性异常

很多泌尿系统的先天性异常都是在体检中偶然发现，包括肾缺如、马蹄肾、重复肾、肾旋转不良等，这些情况一般不需要进一步诊治，除非发生并发症或合并其他疾病。还有一种比较常见的先天性异常是肾盂输尿管连接处狭窄，它会导致明显的肾积水，一旦诊断建议尽快到泌尿外科就诊治疗，因为长期的积水可能导致肾功能的永久损伤。

第二节　腹膜后病变

一、肾上腺占位

肾上腺左右各有一个，位于双侧肾脏的上方，是人体内最小的成对脏器。虽然不起眼，但肾上腺承担了重要的调节人体内激素水平的功能。超声检查对于肾上腺疾病的显示率不如 CT 与磁共振，对右侧肾上腺病变的显示率高于左侧。肾上腺的占位病变有良性也有恶性，良性的包括腺瘤、髓脂肪瘤、嗜铬细胞瘤、囊肿等，恶性则包括腺癌、转移癌、淋巴瘤等。有一部分肾上腺的肿物由于具有分泌激素的功能，会引起一些相应的症状，如高血压、肥胖、多毛等。如发现肾上腺占位建议到泌尿外科或内分泌科就诊。

二、腹膜后肿物

"腹膜后"对于普通老百姓来说是一个陌生的名词，大家可以理解为肚子里紧贴着后背的疏松组织构成的大间隙。这里面包含着很多结构，病变有良性也有恶性，可能的病变包括肿大淋巴结、神经源性肿瘤、纤维瘤、肉瘤、腹膜后纤维化等。超声通常无法区分腹膜后肿物的良恶性，建议 CT 或磁共振进一步评估。发现腹膜后肿物可以到泌尿外科就诊，如高度怀疑淋巴瘤可到血液科就诊。

（张　帆　邱　敏）

第十七章
血管超声报告解读

不久前，一位中年男性患者因下肢肿胀、疼痛来到医院就诊。他告诉医生，这种情况是在他坐了十几个小时的飞机后出现的，而且越来越严重。医生仔细询问了病史，进行了体格检查，初步判断患者可能存在下肢血管的堵塞问题，于是建议他进行血管超声检查。很快，血管超声显示患者存在双下肢静脉血栓，医生看到了超声报告及时予以患者溶栓及抗凝治疗，避免了出现肺栓塞等不良预后。现在这种临床场景在日常诊疗中经常会遇到，在现代医学影像技术中，血管超声检查以其安全、简便、无创、实时、分辨率高、可进行血流动力学分析等独特的优势，正日益成为诊断血管疾病的得力工具，使得医生如同拥有"第三只眼"一般，能够精准地观察血管的结构和功能，为确定治疗方案提供了重要的客观依据。血管超声报告除了有专业术语的描述外，还经常有一些血流动力学指标的定量描述指标，下面我就带领大家一起来看看血管超声报告需要如何解读。

血管超声报告中通用的术语以及定量指标主要包括以下内容：

血管直径：指血管内腔的宽度，血管直径的异常变化包括血管的扩张、狭窄或闭塞。

血管壁厚度：可以反映血管壁的健康状况，血管壁增厚可以是动脉炎的典型征象。

内中膜厚度（intima-media thickness，IMT）：指动脉的内膜和中膜的厚度，是反映动脉粥样硬化的敏感指标。$IMT \leqslant 0.9$ mm 为正常值标准，内中膜增厚一般是动脉硬化的早期迹象，也被认为是脑卒中及心肌梗死的高危因素。IMT 被推荐和倡导用于评估医疗干预效果及病情进展。

斑块：当动脉 $IMT \geqslant 1.5$ mm 时，或局限性内中膜增厚超过周边 IMT 的 50% 时均称为斑块，根据内部回声的不同有均质斑块（包括低回声、等回声、高回声等不同类型）及不均质斑块（内部为不均匀的复杂回声）。

血流速度：是反映血管内血流动力学的关键参数，可使用多普勒超声测量。血流速度的改变往往与血管狭窄程度相关，因此可反映动脉供血情况。包括收缩期峰值血流速度（peak systolic velocity，PSV）、舒张末期血流速度（end distolic velocity，EDV）、平均血流速度（mean velocity，V_{mean}）等。

血流方向：体现血液流动的方向，评估有无动脉窃血、静脉反流等。

阻力指数（resistance index，RI）：主要反映血管收缩状况及下游血管阻力的情况。阻力指数（RI）=［收缩期峰值速度（PSV）－舒张末速度（EDV）］/收缩期峰值速度（PSV）。

第一节　颈部血管病变

随着生活节奏的加快和不良生活习惯的累积，高血压、高血脂的患者越来越多，不良的饮食习惯及运动习惯、高血压、高血脂等诸多因素都可能引起血管病变，血管疾病已日益成为威胁人类健康的"隐形杀手"。颈动脉是脂质沉积的常见部位，另外颈部不适、头晕和头痛也可能与颈部血管问题相关，因此颈部血管超声检查应用越来越广泛。颈部血管超声可以清晰地观察到患者血管管壁是否光滑，内中膜有无增厚，是否出现斑块，斑块的大小、形态、稳定性如何，是否造成血管狭窄以及堵塞等，有助于后续治疗方案的制订。

颈部血管常见的异常超声表现包括颈动脉粥样硬化、椎动脉先天发育不良、椎动脉狭窄等问题。

一、颈动脉粥样硬化

动脉粥样硬化是大家经常听到的一个名词，多见于中老年人，主要危险因素包括高血脂、高血压、大量吸烟、糖尿病、肥胖、免疫损伤和遗传因素等。通常发生在大 - 中动脉，受累动脉早期可以表现为内中膜增厚，逐渐动脉壁上出现脂质沉积、纤维组织增生及钙质沉积等，导致一些局限性的斑块形成。很多学者认为颈动脉粥样硬化是脑卒中的危险因素之一，有 20%～30% 的脑卒中是由于动脉硬化斑块导致严重狭窄后的颅内缺血造成的，70%～80% 的脑卒中可能是颈动脉斑块破裂或脱落形成的一些小栓子进入脑血管，造成了脑血管栓塞引起的，因此颈动脉粥样硬化的早期发现、早期干预，以及颈动脉狭窄的检出与评估，对预防脑卒中的发生有着重要意义。

在怀疑颈动脉粥样硬化的患者中，血管超声检查可用来早期发现和诊断颈部血管有无内中膜增厚及斑块，了解斑块特征及稳定性，评估有无颈动脉狭窄或闭塞等。如果报告仅仅提示内中膜增厚，那说明在动脉硬化的早期阶段，并不是太严重。如果报告中提示了有斑块形成，那就要关注报告中描述的斑块的大小、位置、表面轮廓、内部回声、质地、管腔狭窄情况，当斑块表面不光整、有表面溃疡形成（通常类似于"火山口样"表现）时（图 17-1），以及斑块内部回声不均匀时通常为不稳定的斑块，也称为易损斑块。不稳定斑块或易损斑块指的是具有破裂倾向、易于发生血栓形成和（或）进展迅速的危险斑块，因此当报告中提示有不稳定斑块或易损斑块时，务必引起注意，需尽快就诊，根据临床医生的建议决定下一步的治疗方案。

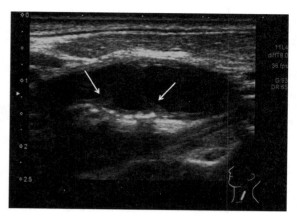

图 17-1　易损斑块超声图像。颈动脉壁上可见低回声斑块，表面呈"火山口样"改变（箭头所示），提示斑块表面溃疡形成

　　较大的斑块可能引起颈动脉狭窄甚至闭塞。颈动脉狭窄的评估方法多种多样，有直径法、面积法、频谱法等，其中颈内动脉主要为颅内供血，引起颈内动脉的狭窄是临床上最为关注的内容。目前超声评估颈内动脉狭窄最常使用的为 2003 年美国放射学年会超声会议公布的标准（表 17-1），通过测量颈内动脉狭窄处的 PSV、EDV 以及颈总动脉的 PSV 等指标来进行综合诊断，大家可以关注一下报告中的这些数值以及结论中超声提示的狭窄程度。通常认为狭窄率在 50% 以下为轻度狭窄，对患者通常影响不大，因此不用过于焦虑，可根据血脂、血压等情况由临床医生指导未来的治疗和随访策略；狭窄率 50%～69% 为中度狭窄，70% 以上为重度狭窄，出现中重度狭窄或闭塞时需要及时就医，根据是否出现颅内缺血等情况综合分析判断，决定下一步需不需要进行颈动脉支架植入或颈动脉内膜剥脱术等手术处理。

表 17-1　颈内动脉狭窄及闭塞的超声诊断标准

狭窄程度	PSV$_{ICA}$（cm/s）	EDV$_{ICA}$（cm/s）	PSV$_{ICA}$/PSV$_{CCA}$
正常或＜ 50%	＜ 125	＜ 40	＜ 2.0
50%～69%	125～＜ 230	40～＜ 100	2.0～＜ 4.0
70%～99%	≥ 230	≥ 100	≥ 4.0
闭塞	无血流信号	无血流信号	无血流信号

ICA，颈内动脉；CCA，颈总动脉

二、椎动脉先天发育不良

　　正常的椎动脉内径≥ 2 mm，当超声报告描述一侧椎动脉内径全程＜ 2 mm，且无斑块形成时，考虑为椎动脉先天发育不良，有时还会伴有血流阻力指数升高，即 RI ≥ 0.8。此时另一侧椎动脉可能代偿增宽，如果患者没有出现明显的不适症状，通常不需要进行治疗，若出现椎基底供血不足的症状，如头晕、视物模糊、运动不协调时，则需及时就医。

三、椎动脉狭窄或闭塞

在日常生活和活动中，有些人可能会出现突然头晕、眩晕、视物模糊甚至突然跌倒，这可能是由于椎基底动脉的后循环缺血造成的，导致这种缺血的最常见原因是椎动脉狭窄或闭塞。椎动脉狭窄或闭塞最常见的原因是动脉粥样硬化，大动脉炎也可以累及椎动脉引起其管腔狭窄。超声上可能会表现为椎动脉管壁毛糙、增厚、斑块形成，局部管腔狭窄，血流速度明显增快，甚至管腔完全闭塞，看不到血流信号等。对于椎动脉狭窄程度的评估，目前国内外尚无统一标准，表 17-2 为参考标准，大家可以了解一下。如果您的报告提示椎动脉有中重度狭窄，一定及时就医，让临床医生评估是否需要进行椎动脉支架植入术等进一步治疗。

表 17-2　椎动脉狭窄及闭塞的超声诊断标准

狭窄程度	PSV（cm/s）	EDV（cm/s）	$PSV_{起始段}/PSV_{椎间隙段}$
正常或＜50%	＜170	＜34	＜2.5
50%～69%	170～＜200	34～＜60	2.5～＜4.1
70%～99%	≥200	≥60	≥4.1
闭塞	无血流信号	无血流信号	无血流信号

第二节　四肢血管病变

当患者出现肢体疼痛、麻木、发凉或肿胀等症状时，临床医生经常会开具相应肢体血管的超声检查单。四肢血管的超声检查适应证很多，包括动脉粥样硬化、糖尿病性血管病、多发性大动脉炎、急性动脉栓塞、静脉血栓、静脉瓣膜功能不全、动静脉瘘等。四肢血管超声可以为您清晰显示四肢动静脉的走行、结构和血流动力学改变等，及时、准确地对四肢血管病变做出诊断，帮助临床医生有针对性地制订治疗策略。

一、四肢动脉病变

四肢动脉超声报告通常会包括以下内容：有无病变（如内中膜增厚、粥样硬化斑块、中膜钙化等），病变大小、位置、范围，管腔有无狭窄或扩张，局部血流是否存在、是否通畅，血流速度有无增快或减慢等。

（一）动脉硬化闭塞性疾病

动脉硬化闭塞性疾病通常是由动脉粥样硬化引起的，老年人多见，常累及大、中动脉，下肢动脉比上肢动脉多见。存在颈动脉粥样硬化危险因素的朋友也要注意肢体动脉的情况。动脉硬化闭塞性疾病临床上可表现为肢体发冷麻木、苍白、静息痛，间歇性跛行，严重者会导致肢体末端溃疡或坏疽。如果您出现了上述表现，请务必及时到医院就诊，遵循专业医生的指导进行检查和治疗。动脉硬化闭塞性疾病超声上表现为动脉内中膜增厚，可合并斑块形成，当出现管腔明显狭窄时会出现管腔变细，局部狭窄处血流呈五彩花色血流，血流速度明显增快；闭塞时管腔内无血流信号。四肢动脉狭窄评估标准可参考表 17-3。当您看到报告上提示斑块较多、较大、回声不均质，或者狭窄率达到 50% 以上时一定要引起足够的重视，及时诊治，避免不良预后。

表 17-3　四肢动脉狭窄及闭塞超声诊断标准

狭窄程度	病变处 PSV（cm/s）	病变处与正常段动脉 PSV 比值
正常	< 150	< 1.5 : 1
30% ~ 49%	150 ~ 200	（1.5 ~ 2）: 1
50% ~ 75%	200 ~ 400	（2 ~ 4）: 1
> 75%	> 400	> 4 : 1
闭塞	无血流信号	无血流信号

（二）动脉急性栓塞

动脉急性栓塞是指栓子自心脏或近心端动脉壁脱落，随动脉血流到达并停留在管径与栓子大小相当或直径稍小的动脉内，引起受累血管急性血流中断，其供血区域急性缺血进而出现相应临床表现。大多数的栓子为心源性栓子，房颤的患者容易出现，也有少量非心源性栓子，比如动脉瘤的血栓脱落、不稳定动脉粥样硬化斑块栓子等，极少量的栓子来源不明。临床上典型表现为肢体 5P 症状，即疼痛（Pain）、麻木（Parasthesia）、运动障碍（Paralysis）、无脉（Pulselessness）和苍白（Pallor）。超声表现为管腔内局部出现不均质低回声，彩色血流于栓塞部位突然中断。栓塞远心端动脉可探查到低流速、低阻力的单方向血流频谱。本病预后与患者就诊及时程度有关，也与栓塞部位相关。超声可以快速准确地进行诊断和鉴别诊断，帮助临床医生制订合理的治疗方案。

二、四肢静脉病变

（一）静脉血栓形成

四肢静脉血栓形成是指四肢静脉内血液凝固形成的血栓，是一种常见的血液循环障碍性疾病，如果不及时处理，可能导致严重并发症甚至威胁生命。静脉血栓形成主要包括静脉血流迟缓、内膜损伤、血液高凝状态三个因素。长时间不动、卧床、长途旅行等情况会导致腿部血液流动缓慢，增加了血栓形成的风险。手术、外伤、化疗等因素也可能损伤血管内膜，引起血栓形成。某些疾病（如癌症、肥胖、妊娠、激素替代疗法等）会使血液处于高凝状态，也容易形成血栓。其常见临床症状包括肢体肿胀、增粗、疼痛、皮肤颜色改变等。较大的静脉内血栓脱落时，随血液流动至肺部阻塞肺动脉，会引起肺栓塞这种严重的并发症，甚至危及生命。

　　在超声检查中静脉血栓主要表现为受累静脉管腔可见填充物，血栓新鲜时呈低回声，陈旧性血栓则可能回声明显增强，管腔无法压闭，彩色多普勒超声局部管腔内未见血流信号。慢性期血栓可能会机化吸收，受累静脉管腔可出现再通，管腔内再次出现血流信号。超声检查是诊断肢体静脉血栓的首选方法，可以评估静脉血栓的位置、范围、性质及其对血管的影响程度，既可以为临床治疗方案的确定提供依据，又可作为随访监测的工具。下肢静脉血栓是需要大家引起高度重视的疾病，积极的生活方式调整和医疗干预可以有效降低发病风险。早期诊断和治疗是避免严重并发症的关键。

（二）静脉瓣膜功能不全

　　静脉瓣膜功能不全是四肢静脉常见的一种病理状态，特别是在下肢静脉中更为多见。正常的静脉瓣膜就像一个单向的阀门，保证血液从四肢回流向心脏，防止血液逆流。当瓣膜功能出现受损时，就会发生血液倒流，这被称为静脉瓣膜功能不全，也称为静脉反流或瓣膜关闭不全。其病因复杂多样，包括先天遗传因素、年龄增长、长期站立或久坐导致静脉压力增加、妊娠、深静脉血栓形成等多种因素。临床上可出现受累肢体肿胀、疼痛、浅静脉迂曲扩张、皮肤色素沉着甚至出现皮肤溃疡。

　　超声彩色多普勒检查可以观察到瓣膜反流持续的时间和程度，以及浅静脉曲张程度、有无合并血栓，是否存在交通支等情况。当拿到评估静脉瓣膜功能不全的超声报告时，您需要关注以下几点：①功能不全的瓣膜的定位：是大隐静脉、小隐静脉？还是股静脉？②反流情况：报告中会记录是否存在反流，即血液逆流的现象，以及反流的持续时间，一般认为反流持续超过 1 秒被认为是显著反流；③反向血流的速度；④瓣膜的形态是否正常，是否有增厚、粘连或退行性改变，周围是否有血栓形成等。基于上述描述，报告最后会有综合性的结论，说明是否存在静脉瓣膜功能不全，以及病变瓣膜的位置等。需要注意的是，超声检查结果需要由相关专业（如血管外科）的临床医生来解读，他们会将超声报告与临床病史、体格检查和其他检查结果结合起来进行综合判断，并给出最终的诊断，制订合理的治疗计划。

（赵　博）

第十八章

男性生殖系统超声报告解读

第一节 前列腺病变

前列腺是男性生殖系统的重要组成部分，它的健康与男性的泌尿和生殖功能息息相关。随着年龄的增长，前列腺容易出现问题，特别是 50 岁以上的男性，前列腺相关疾病的风险会显著增加。为了及时发现和治疗前列腺疾病，前列腺超声检查是一种常见且有效的诊断手段。前列腺超声检查是一种无创、快速且经济的检查手段，通过超声波成像技术，可以清晰显示前列腺的大小、形态、内部结构以及血流情况。这项检查不仅能够帮助医生发现前列腺增生、前列腺炎、前列腺癌等常见疾病，还能评估前列腺的功能状态和血流灌注情况，为临床诊断和治疗提供重要依据。

前列腺超声有两种常见的检查方式：

（1）经直肠超声：探头通过肛门插入直肠，距离前列腺非常近，能提供清晰的图像。

（2）经腹部超声：探头放置在腹部下方，通过皮肤传递超声波，虽然这种方法较为舒适，但图像清晰度不如经直肠超声。

前列腺超声都能检查哪些问题呢？前列腺超声主要用于检查前列腺的大小、形态以及是否存在病变。常见的前列腺问题包括：

一、前列腺增生

前列腺增生是中老年男性最常见的前列腺疾病之一，表现为前列腺体积增大。前列腺位于膀胱下方，包绕着尿道，当它增大时会压迫尿道，导致排尿困难。典型症状包括尿频、尿急、尿不尽和夜尿增多。超声表现为前列腺体积明显增大，以内腺增大更为明显。前列腺内部可能出现结节表现。医生通常会根据超声测量前列腺体积评估增生的程度，正常情况下前列腺的体积应小于 20 ml。

二、前列腺炎

前列腺炎分为急性和慢性两种，前者症状急性发作，后者则可能长期困扰患者。前列腺炎可由细菌感染或非感染性因素引起，表现为尿痛、尿频、盆底区域疼痛甚至发热。在超声图像上，前列腺可能呈现不均匀的回声增强，局部可能有小囊肿或炎性浸润的迹象。慢性前列腺炎可能伴有前列腺结构的纤维化和增厚。

三、前列腺癌

前列腺癌是老年男性最常见的恶性肿瘤之一。早期的前列腺癌通常没有明显症状，因此定期体检和早期筛查非常重要。早期发现的前列腺癌通过治疗可以显著提高生存率。前列腺癌在超声上通常表现为前列腺内部低回声区，这些区域形态不规则，有时伴有钙化或前列腺被膜的不规则，内部血流信号丰富，经直肠超声则有助于更精确定位可疑病灶。当超声检查怀疑存在前列腺肿物时，建议进行前列腺特异性抗原（PSA）的检测，并进行超声引导下的穿刺活检。

四、前列腺囊肿

前列腺囊肿是前列腺内部出现的液体填充的囊泡，通常体积较小，不会引起明显症状。大多数前列腺囊肿为良性，偶尔较大的囊肿可能压迫周围结构，导致排尿困难。囊肿在超声图像上呈现为无回声区，边界清晰，与周围前列腺组织对比明显。

五、前列腺结石

前列腺结石是一种常见但通常无症状的病变，结石主要位于前列腺导管或腺体内。大多数前列腺结石不需要特别处理，但在某些情况下，它们可能与慢性前列腺炎有关。结石在超声图像上表现为高回声的亮点，通常伴有声影，容易识别。

那么，我们该如何解读这些超声结果呢？超声检查后的报告通常包含前列腺的体积、形态、回声情况等。医生会根据这些结果综合判断前列腺的健康状况，并决定是否需要进一步检查或治疗。前列腺超声检查的正常或异常结果的常见表述如下：

正常结果：前列腺大小和形态正常，无异常回声。

异常结果：如果前列腺增大、不对称或内部有异常回声区，可能提示前列腺增生、炎症、囊肿或肿瘤。出现异常结果建议到泌尿外科就诊，医生会根据超声结果和其他临床症状，建议是否需要进一步检查，如前列腺特异性抗原（PSA）检测或活检。

总之，前列腺超声检查是一种安全、无创且高效的前列腺疾病筛查手段，适用于评估前列腺增生、炎症、肿瘤等常见疾病。通过定期体检和早期筛查，前列腺问题可以在早期得到发现和治疗，从而有效保护男性的泌尿和生殖健康。无论您是否有症状，尤其是年龄超过 50 岁，定期进行前列腺检查都是非常有益的。

第二节　睾丸、附睾病变

睾丸和附睾是男性生殖系统中非常重要的组成部分，它们的功能和健康状况对男性的生育能力和生活质量有着至关重要的影响。通过超声检查来评估睾丸和附睾的状况，可以帮助诊断各种常见疾病。正常睾丸呈卵圆形，大小约为 4 cm×3 cm×2 cm。睾丸内部回声均匀。睾丸上方是附睾头，与附睾体相连，周边无回声区为少量鞘膜液体。附睾体位于睾丸后方，附睾尾位于睾丸下极的下方。睾丸鞘膜腔内含有少量液体。正常睾丸的动脉及静脉可以用彩色血流图探测到，呈条状或星点状彩色信号。超声能够诊断的常见睾丸、附睾疾病包括炎症、睾丸扭转、肿瘤等。

一、睾丸炎、附睾炎

睾丸炎、附睾炎是指由于细菌或病毒感染引起的炎症性疾病，是泌尿外科急诊经常遇到的疾病。患者会出现阴囊肿胀，睾丸、附睾肿大、疼痛等症状。在超声图像上，睾丸炎通常表现为睾丸体积增大，回声不均匀，血流信号增多。附睾炎表现为附睾体积增大，回声不均匀，血流信号增多。附睾部位还会出现硬结，这些硬结在超声图像上也可以显示。

二、睾丸扭转

睾丸扭转是指睾丸绕精索自旋，导致血流中断，严重者可能导致睾丸坏死。睾丸扭转通常发生在青春期或年轻男性，但任何年龄段都可能发生。早期发现和治疗至关重要，如果在 6 小时内得到治疗，睾丸存活率较高，如怀疑这种疾病，需要立即到泌尿外科急诊就诊。睾丸扭转常见症状是突发的剧烈睾丸疼痛，睾丸肿胀，腹部或腹股沟疼痛，睾丸位置改变。彩色多普勒超声是诊断睾丸扭转的首选方法。扭转后的睾丸血流减少或消失，超声图像上可见患侧睾丸肿胀、回声减低，甚至可以看到睾丸位置的异常偏移。

三、睾丸肿瘤

睾丸肿瘤是男性生殖系统相对少见的肿瘤，但仍然是影响青壮年男性健康的重要疾病。睾丸肿瘤分为原发性和继发性两类，原发性为多。原发性睾丸肿瘤又分为生殖细胞肿瘤和非生殖细胞肿瘤两大类。生殖细胞肿瘤以精原细胞瘤最常见，非生殖细胞肿瘤如胚胎癌、绒毛膜上皮癌等比较少见。

睾丸肿瘤的超声表现千差万别，但通常表现为睾丸内占位性病变。病变既有弥漫性也有局限性，可呈囊性、囊实性，可有钙化或无钙化等多种表现。高频超声可以清晰显示睾丸内肿瘤的累及范围（局限型或弥漫型）、数目、大小、回声特点（有无囊变、钙化）、回声质地（是否均匀）、血流情况、白膜及附睾有无受累、是否合并睾丸微石症等重要信息。

不同类型的睾丸肿瘤在超声图像上也有一些特征性的表现。例如，精原细胞瘤多呈圆形或椭圆形，边界清晰，均质低回声，彩色多普勒显示血流信号丰富。畸胎瘤则表现为囊实混合回声，实性部分多为中高回声，钙化多见。

睾丸肿瘤的诊断除了依靠超声图像特征外，还需要结合患者的年龄、隐睾病史、转移情况、血清甲胎蛋白（alpha fetoprotein，AFP）及 β-人绒毛膜促性腺激素（β-human chorionic gonadotrophin，β-HCG）水平等信息。例如，AFP 是诊断睾丸卵黄囊瘤的重要肿瘤标志物，92% 的患者 AFP 升高。胚胎性癌和混合性生殖细胞肿瘤患者血清 β-HCG 阳性比例高于其他类型睾丸肿瘤。

四、睾丸鞘膜积液

睾丸鞘膜积液是指睾丸鞘膜腔内液体积聚过多，超声图像上表现为睾丸周围的无回声区，边界清晰，形态规则。鞘膜积液可以是原发性的，也可以继发于炎症、外伤或肿瘤等疾病。

五、精索静脉曲张

精索静脉曲张是指精索内静脉丛的异常扩张和伸长，是男性不育的常见原因之一。超声图像上，精索静脉曲张表现为精索内静脉增宽，血流信号增多，有时可见反流现象。患者通常会出现阴囊部位坠胀、疼痛的症状，如果病情严重，还会出现睾丸增大的症状。

超声检查作为一种无创、无辐射的影像学检查方法，在睾丸和附睾疾病的诊断中发挥着重要作用。通过超声检查，我们可以及时发现病变，评估其严重程度，并指导进一步的治疗。希望大家能够重视睾丸和附睾的健康，定期进行超声检查，做到早发现、早治疗，守护自己的健康。如发现睾丸、附睾疾病，建议到泌尿外科或男科就诊。

（杨诗源）

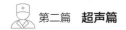

第十九章

妇科超声报告解读

　　妇科超声检查作为体检中心及医院妇科检查的常规项目之一，已广泛应用于临床，从几岁到几十岁的女性都有可能来医院做一次妇科超声检查。那么通常妇科超声检查怎么做呢？拿到超声报告以后怎么能简单快速地了解自己的检查结果呢？我们一起来了解一下。

第一节　妇科超声检查基础

一、妇科超声检查方法

（一）经腹部超声扫查

　　该项检查适用于没有性生活的各个年龄阶段的女性。无论是几岁的小朋友来查是否性早熟，或者青年未婚女性患者月经出现各种问题，或者偶尔发现盆腔里长了包块，都可以通过经腹部超声检查，了解自己的子宫附件情况。那么具体怎么做呢？我们需要大量喝水，等待一段时间后，感觉自己尿意非常明显的时候，就可以进行检查。因为腹腔肠气遮挡，影响检查效果，因此需要膀胱充盈。具体喝多少水、等待多长时间因人而异，但是膀胱不充分充盈，或者患者腹壁脂肪很厚的时候，会影响检查效果。当被检查者憋好尿以后，仰卧于检查床上并露出下腹部，将探头置于被检查者下腹部，即可对子宫、卵巢及附件区进行连续扫查。

（二）经阴道超声扫查

　　该项检查适用于有性生活的各年龄阶段的女性，检查者需排空膀胱中的尿液、暴露外阴部，将探头隔离套套于腔内探头上，轻轻地将探头置于被检查者阴道内，可对子宫、宫颈、卵巢及附件区连续扫查。

（三）经直肠超声扫查

　　该项检查一般适用于没有性生活的女性患者，比起憋尿进行的腹部超声检查，更加便捷，图像也更清晰，但缺点是大部分被检查者会感到疼痛。被检查者平卧或者侧卧于检查床上，暴露肛周部，探头准备同"经阴道超声扫查"，轻轻地将探头置于直肠内，对子宫、宫颈、卵巢及附件区连续扫查。

二、妇科超声检查的部位及内容

很多患者躺在检查床上的时候会有个疑问：医生都给我开了什么检查内容？是不是只看子宫？能顺便给我看看子宫内膜的厚度吗？能顺便给我看看卵巢的情况吗？通常情况下，妇科超声检查的内容包括子宫及卵巢的大小、形态及所发现病变的情况。

（一）子宫

观察子宫体、宫颈的大小及回声，子宫肌层是否均匀，内膜厚度及回声是否均匀，宫腔是否有占位性病变等。如果宫内有节育器，会记录其位置、形状及回声情况。

（二）卵巢

观察卵巢大小、回声及血流情况，以及与子宫、输卵管的相对位置关系，是否有异常占位等。

（三）输卵管

观察输卵管形态及是否有输卵管积液、占位等。

（四）盆腔情况

观察盆腔内是否有积液及占位，明确占位性病变与卵巢和子宫的关系，观察其大小、形态特征并观察其血供特点。

三、妇科超声检查报告内容

（一）常规的检查和测量

报告会记录检查方式（经腹、经阴道、经直肠）；描述子宫位置、大小、轮廓；肌层回声是否均匀，子宫内膜厚度、回声是否均匀，宫腔、宫颈管有无占位；双侧卵巢回声是否正常，有无占位；双侧附件区有无占位；盆腔有无积液；阴道有无异常。

（二）特殊检查和测量

对发现病变的部分会描述并记录其部位、形态、大小、内部回声特征及其周边、内部彩色多普勒及频谱多普勒特征。

（三）主要超声诊断

即对于超声检查所作出的判断。超声检查医生根据以上描述的包括病灶的位置、可能的来源及声像图特征（囊性、实性或囊实性）等，结合临床资料，会尽可能给予较准确的超声诊断，以供妇产科医生参考。不能明确诊断意见时，报告中一般会写转诊随访复查或其他进一步检查。

第二节　子宫及卵巢、输卵管病变

我们做完检查，拿到一份妇科超声报告的时候，上面会有很多晦涩的文字，那么我们怎样才能尽快简单了解自己是否有病，或者怎样简单了解自己疾病的轻重程度呢？以下介绍常见的妇科疾病及超声表现。

一、妇科生殖系统炎症

妇科生殖系统炎症是困扰广大已婚女性最常见的一类疾病，包括阴道炎、宫颈炎、盆腔炎及附件炎等，每个地方的炎症表现略有不同，但大部分会有以下表现：白带过多，阴道分泌物增多，有时候呈脓性、发黄、发绿等；或者局部很痒，疼痛、烧灼感严重，同时还伴有腰痛、腹痛等表现。阴道及宫颈的炎症，妇科医生在门诊能够通过分泌物检查或者肉眼观察到相应的表现。当炎症造成盆腔附件结构变化时，大多需要超声检查来观测。

（一）输卵管积水、积脓

超声描述为附件区的迂曲管状结构，或者表述为不全分隔，这是其特有的超声表现。

（二）输卵管卵巢脓肿

当炎症范围很大，输卵管、卵巢同时受累时，输卵管及卵巢都增大，回声不均匀，分界不清，同时有较丰富的血流信号，患者伴有发热、腹痛，白细胞增高时可以诊断。

（三）慢性盆腔炎

常有不同表现，可以是不同程度的盆腔积液或输卵管增粗等。

二、妇科内分泌失调相关疾病

不同年龄阶段会有其对应的妇科内分泌疾病的超声表现。幼儿阶段，由于受环境及食品卫生条件的不良影响，很多女童在学前就表现出性发育的一系列症状，此时家长会带着孩子来医院检查。这种情况下一般需要小儿患者憋尿，当膀胱充分充盈时，可以观察及测量子宫、卵巢的大小，以及记录卵泡的数量等信息。儿科医生会根据临床表现以及超声测量的数据酌情用药。青春期女性，遇到月经不规律，好几个月来一次月经的时候，超声也是重要的检查项目，要明确是不是有多囊卵巢（每侧卵巢内存在多于 12 个卵泡回声）的超声表现。围绝经期女性，超声报告中子宫的大小、内膜的厚度及卵巢的大小也是诊断的重要参考。此类与内分泌有关的妇科疾病，无论在哪个年龄阶段，超声检查结果都是重要参考，再与妇科内分泌相关激素的检查相结合，做出后续诊断。

三、妇科肿瘤疾病

（一）良性肿瘤

良性肿瘤大多数是常规体检的时候发现的，一般没有明显的临床表现。比如体检的时候检查出来一个子宫肌瘤，或者一个卵巢囊肿，我们到底应该怎样应对呢？首先简单了解一下常见妇科良性肿瘤的分类吧。

1. 子宫肌瘤　子宫肌瘤的共同超声表现是边界清的低回声，大多数血流信号不丰富。子宫肌瘤分为多发、单发。根据生长的部位又分为子宫肌壁间、黏膜下、浆膜下肌瘤。通常，黏膜下的肌瘤是向宫腔内生长的，会影响月经量，其他部位的子宫肌瘤一般没有明显的临床症状，偶尔会产生压迫症状，通常在体检时发现。如果育龄期妇女在检查时发现报告里写了子宫肌瘤的诊断，通常定期复查就可以，如果伴有月经的改变，则需要进一步检查决定是否需要及时处理。

2. 子宫腺肌症　子宫腺肌症又叫子宫内膜异位症，通常表现为子宫的体积变大，可以伴有明显的痛经表现，或者生育年龄的妇女表现为不孕，建议进一步就诊治疗，以提高生活质量或采用辅助生殖技术怀孕。

3. 子宫内膜息肉　子宫内膜息肉超声表现为宫腔内边界清晰的中高回声结节，同时可能伴有月经淋漓不尽的表现。可以到妇科就诊行宫腔镜处理，但是其容易复发。

4. 卵巢囊肿　卵巢良性的囊肿一般表现为边界清晰的无回声。卵巢子宫内膜异位囊肿则表现为卵巢内的低回声，并且没有血流信号。当卵巢内发现强回声或短线样强回声时，可能是卵巢的畸胎瘤。当超声报告中出现了"卵巢囊肿""畸胎瘤"等字样时，不用惊慌失措，担心自己得了大病，只需要问问妇科医生是需要定期复查还是择期做个小手术把它切掉就可以了。

（二）恶性肿瘤

无论哪个年龄段的女性都有可能罹患妇科的恶性肿瘤，通常年龄越小，肿瘤的恶性程度越高。恶性肿瘤通常表现为腹部隆起，超声发现盆腹腔有个巨大的包块，超声报告上描述为混合回声，其中实性部分血流丰富，伴有腹水，此时一定要尽早就医，以免耽误病情。

四、生殖系统先天畸形

生殖系统畸形是一类范畴很大的疾病。它一般是先天发育的异常，如果进入青春期迟迟不来月经，要做个超声检查明确有没有子宫、卵巢的问题。还有的先天畸形是子宫的先天变异，种类繁多，多在生育年龄被发现，有一些在怀孕的早期容易导致流产。如果超声报告中涉及生殖系统的先天畸形，需要进一步就诊。

五、总结与建议

女性的身体和激素水平在一生中会经历多次重大变化，如青春期发育、生育以及绝经。妇科超声检查在女性的一生中扮演着至关重要的角色。

在大多数情况下，如发现月经的变化，如周期的延长或缩短，以及经量的增多或减少，都建议到医院进行妇科超声检查，以排查是否有病变。对于处于生育年龄的女性，如果月经出现延迟，首先应考虑是否怀孕。如果血液中的HCG（人绒毛膜促性腺激素）水平升高，通常意味着进入了产科超声检查的范畴，这就是另一个重要且复杂的领域了。

对于常见的妇科问题，如子宫肌瘤、子宫内膜息肉和卵巢囊肿等，需要定期进行复查，以监测它们的大小变化。如果突然出现腹痛，应及时就医，以便及时诊断和治疗。

（郭丽娟）

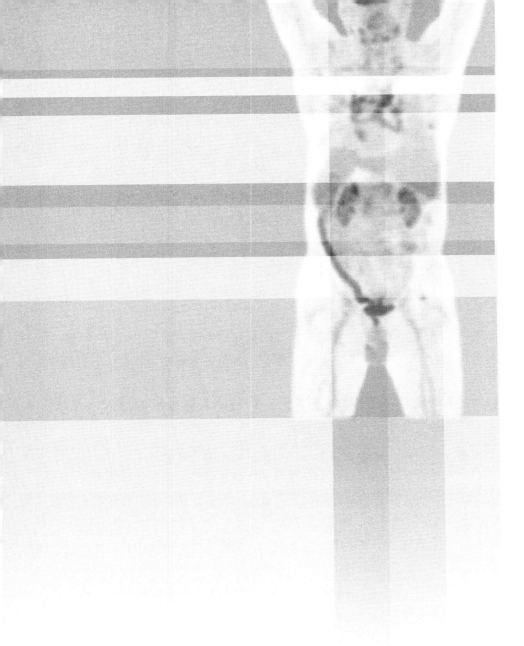

第三篇

核医学篇

第二十章

看核医学报告之前，您需要知道的

第一节　那些图看不懂怎么办？

您拿到核医学报告，尤其是 PET/CT 的报告，是不是觉得它跟一本天书似的？开篇一两页 A4 纸的文字报告，后面跟着一沓花花绿绿的图像，看着可真眼晕。其实，里面都是学问呢。

您可能会说："这些图都是啥意思呀？一点也看不懂，看哪个都像瘤子，急死我了！"这事儿，您得这么想，这些图本来就不是给您看的！

首先，我们要明确一个观念：看懂核医学检查报告文字，比强行解读图像更重要。因为，这些图像是医生用来诊断疾病的工具，而对于没有医学背景的公众来说，想要通过这些图像来了解自己的身体状况，确实有点儿难度。所以，咱们应该把重点放在理解检查报告上。

那么，核医学检查到底是怎么一回事呢？简单来说，核医学检查是利用放射性药物来显示人体器官和组织的功能、形态和代谢情况的一种检查方法。在进行检查时，医生会让您口服或注射一种含有放射性同位素的药物，这种药物会随着血液循环到达全身各个部位，然后通过特殊的设备捕捉这些药物发出的放射性信号，形成图像（图 20-1）。

咱们的各种核医学检查，尤其是 PET/CT，可算是高级检查，全身的毛病都能给它找出来。这些图像上，有可能提示肿瘤，也有可能是炎症，或者是正常的生理性改变。您拿到报告后，总得拿去给门诊的医生看吧？为了让门诊医生更直观地了解您的检查结果，核医学科会贴心地把重要的可疑病灶图像打出来，附在报告里，供医生参考。

您看不懂这些图像，那是正常的。这些图像是给专业的医生看的，他们能从中看出门道，知道哪些地方需要重点关注。您就别瞎看，更别瞎猜了，让专业的人去做专业的事。您能把报告文字看明白，就已经很了不起了。

接下来，我们就来说说如何看懂核医学检查报告文字。一般来说，报告的文字会包括以下几个部分（图 20-2）：

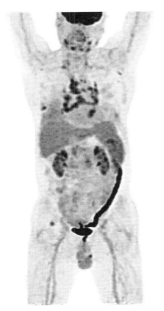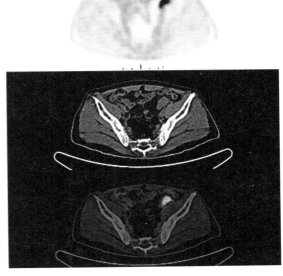

图 20-1　核医学 PET/CT 报告附图示例

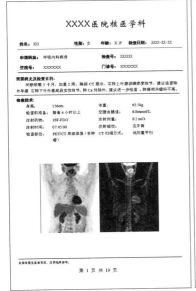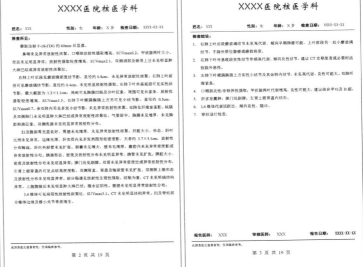

图 20-2　核医学检查报告示例

简要病史：在这个部分，会把您的简要病史和主要检查目的呈现在这里，以最有效的方式向临床医师介绍您的基本情况。

检查项目与检查技术：这部分会详细列出您所做的检查项目，如全身骨显像、甲状腺显像、PET/CT 等，还有一些相关的技术参数，比如应用的放射性药物的名称、剂量、注射时间和主要的检查参数等。

检查描述：这部分是报告的核心，医生会根据图像上的放射性分布情况，描述器官或组织的功能、形态和代谢状况。通常，结果会以文字描述和图像展示两种形式呈现。

结论和建议：医生会根据检查结果，给出一个初步的诊断结论，并提出相应的治疗建议。

那么，如何才能看懂这些内容呢？以下是一些建议：

遇到不懂的专业术语，及时查阅资料或请教医生。本篇之后的章节，就会向您解释一些常用的核医学检查专业术语，也会告诉您下一步该挂哪个科的号继续看病。

关注报告中的关键词。比如"正常""异常""可疑"等词汇，它们往往能帮助您快速了解检查结果。

不要过分关注图像。正如前面所说，看懂报告才是关键。当然，如果您对图像真的特别感兴趣，可以请教医生，让他们为您解释。

总之，看不懂核医学检查图像没关系，看懂文字报告就足够了。您拿到核医学检查结果，别慌，别急，把它交给专业的医生，让他们来判断。您就负责好好照顾自己，保持良好的心态，积极配合治疗。咱们看病、治病，讲究的就是这个"稳"，稳住心神，稳住病情，才能有利于康复。

第二节　拿着核医学检查报告，我该挂哪个科的号？

核医学检查报告就好比是一张藏宝图，上面写的都是身体的秘密，可这图上的"密码"不是一般人能看懂的。一看到满纸的专业术语，心里那个急啊，这得找谁去解读呢？今天，咱就来聊聊，拿着这份"天书"，您该往哪儿去求解。

首先，得明白一点，这报告上的字儿，要是自己看不明白，就得让医生给您翻译翻译。那该找哪个科室呢？咱给您支几招。

第一招：找开单的医生。如果能找着的话，您还得回去找那位给您开检查单的医生。他最清楚您这检查是干什么用的，对您的病情也门儿清。就算最后的结果不是他的专业范畴，他也能给您指条明路，告诉您下一步该找哪个科室。

第二招：挂核医学科的号。要是找不着开单的医生，或者看了报告心里还是犯迷糊，那您就可以直接挂个核医学科的号。这核医学科的医生，专攻各种核医学检查，什么PET/CT、骨扫描，那都是他们的老本行。他们会根据检查结果，给您讲讲哪些是正常的生理现象，哪些可能是疾病的信号，需要注意的地方也会一一说明。

第三招：看报告里的建议。一般来说，医生会在报告里列出最重要的几条结论，有时候还会直接告诉您下一步该怎么做。要是报告里推荐了下一步的科室，您就按图索骥，直接去挂号就成。

大多数情况下，这三招就能帮您找对地方。

当然了，您在挂号的时候，也可以跟咨询台的大姐问一句，您是来咨询核医学检查报告的。她们都是热心肠，会根据您的具体情况，给您推荐个合适的科室。

最后，希望您能早点儿找到那位能为您解答疑惑的医生，心里也就能踏实了。健康最重要，祝您一切安好！

第三节　"定期复查""随访""随诊"是什么意思？

不仅是在核医学报告里，其实您在医院里，在医生写的病历里，都经常看见或者听见诸如"定期复查""随访""随诊"的字眼（图 20-3）。这几个词儿对于没学过医的老百

检查结论：
1. 淋巴瘤复查：纵隔 3A 区及左下肺门新发代谢增高（高于肝脏本底）淋巴结，应警惕淋巴瘤复发可能，建议密切随访；余未见明确代谢活跃淋巴瘤病灶。
2. 左侧肾上腺陈旧病变可能，较前变化不大。

检查结论：
1. 左侧盆腔内占位性病变伴高代谢，倾向炎性结节可能，建议活检排除肿瘤性病变。
2. 右侧乳腺钙化灶，建议 B 超及钼靶随诊。

检查结论：
1. 右肺上叶后段磨玻璃结节未见高代谢，倾向早期肺癌可能，上叶前段另一处小磨玻璃结节，不除外原位腺癌或癌前病变。
2. 右肺下叶外基底段实性结节伴稍高代谢，倾向炎性结节，建议 CT 定期复查或必要时活检除外恶性。

图 20-3　核医学报告里的"随访""随诊"和"定期复查"

姓来说，可能还真有点儿懵。今儿个，我就给您科普科普。

首先啊，咱们得先弄明白，"复"这个字儿在这里是啥意思。它其实就是"再一次"的意思。那"定期复查"是啥呢？说白了，就是隔上一段时间，再去做一次检查。这有啥讲究呢？我给您慢慢道来。

有时候，在做核医学检查的时候，可能会发现点儿问题。但这问题，只靠一次检查，医生可能没法儿给您一个明确的诊断。这就好比现在的年轻人去相亲，第一次见面哪知道人好不好，得多接触接触才能了解。最常见的情况就是在做 PET/CT 检查的时候，肺里意外发现的小结节。这小结节可能是炎症性的，也可能是以前留下的瘢痕，还可能是良性的肺内淋巴结。当然，也有那么一点可能性，是个小小的早期肺癌藏在这儿，让这次检查给逮个正着。

那这时候，问题来了，这结节到底是良性还是恶性的？需不需要治呢？这就得靠"定期复查"来帮忙了。咱过上一段时间，再观察观察，看看这结节有没有长大。要是结节基本没变化，那咱就可以根据它的外观，是半透明（磨玻璃）还是不透明（实性结节），来决定是继续复查还是不用再关注它。但如果它长大了，那就得提高警惕，赶紧找医生看看。

复查的方式也有讲究，不是每次都得做核医学检查，甚至是 PET/CT 这么昂贵的检查。比如肺部的结节，大部分时候做个胸部 CT 就足够了。再比如子宫和卵巢的高摄取，如果根据形态和摄取程度更倾向于生理性的改变，做个妇科超声也就行了。如果甲状腺发现点小问题，一般超声复查也就足够了。

接下来，咱再聊聊"随访"和"随诊"这两个词儿。

您翻开新华字典，看看"随"这个字，有跟从、跟随之意。那这"随访"是啥呢？说白了，就是定期跟踪观察。"随诊"呢？就是定期来找医生看病。这两个词儿的意思就是，虽然这个小问题大概率没啥事儿，但我们还不能把它完全抛在脑后，还得继续关注它。

所以啊，"定期复查""随访""随诊"这三个词儿，意思都差不多，就是告诉我们，这次检查发现的问题，目前暂时不需要处理，但还得后期继续观察。

说了这么多，其实就是想让大伙儿明白，这定期复查、随访、随诊的重要性。别小看了这几个词儿，它们可是保障咱们身体健康的重要环节。您要是遇到这种情况，可得长点儿心，按时复查，别让小问题变成大麻烦。毕竟，身体是革命的本钱，咱得好好爱护不是？

（赵梅莘 侯小艳 邱 敏）

PET/CT 报告解读

第一节 什么是 PET/CT?

PET/CT 的英文全称是 Positron Emission Tomography / Computed Tomography，翻译成中文，叫做正电子发射断层扫描 / 计算机断层扫描仪（图 21-1）。

这个名称是怎么来的呢？在核医学科照相，都会提前往身上注射一点儿无色无味的"水"，这个"水"就是放射性药物，能够发出射线，在体外用机器可以探测到这种射线。所以核医学的设备，都叫发射型 XXX，表明这个设备主要靠探测患者身体里面发射出的射线照相。做 PET/

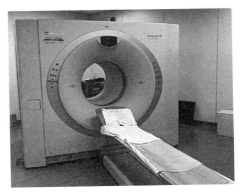

图 21-1 PET/CT 实景图

CT 检查的时候，给患者注射的药物都是标记上正电子的各种分子，不同的分子可以有针对性地显示不同的肿瘤或者其他病种，比如淋巴瘤、前列腺癌、神经内分泌瘤……这就叫功能成像。把放射性药物注射进人体，就好比我们的身体一下子涌进了无数拿着探照灯的"向导"，这些"向导"很快就跑到了我们要寻找的病灶，放射性药物发出的射线就像探照灯发出的亮光，一下子让医生看到了，啊，原来病根在这儿！这就是名字的前半部分，PET 的来源。

但是我们不能光看见病灶，还得知道它在人体的什么器官？具体长什么样？对周围正常结构有破坏吗？转移到其他地方了吗？想手术切掉还来得及吗？光靠 PET 图像还是看不清楚，所以我们需要给这个设备加一个显示解剖定位和局部形态的 CT，这就构成了 PET/CT 全名的后半部分。PET/CT，就是集解剖成像和功能代谢显像于一体的两种模式并存的高端影像检查设备。

简而言之，PET/CT，这俩单词组合起来，就是一项高科技检查。PET 呢，是正电子发射断层扫描，CT 呢，是计算机断层扫描。把这两项技术一结合，就相当于给肿瘤来了个"全身透视"。

第二节　PET/CT 报告上那么多"黑疙瘩"，都是瘤子吗？

首先，咱们要纠正一个错误观念。虽然现在大部分 PET/CT 检查是为了寻找和评价肿瘤，但是绝对不等于 PET/CT 图像上的"黑疙瘩"都是肿瘤。虽然 PET/CT 属于相对特异性的功能代谢成像，但没有哪一种放射性药物能做到只显示目标病灶，其他地方一点儿都看不见。我们最常见到的"黑疙瘩"，其实是人体对于放射性药物的生理性摄取。

生理性，顾名思义，这是一个正常现象。放射性药物在一些脏器的集中是完全正常的。拿我们最常用的 PET/CT 成像药物氟 -18- 脱氧葡萄糖（^{18}F-FDG）来说，它就是个带了放射性的葡萄糖类似物。肿瘤细胞因为生长速度快，需要更多的能量，就会有更多的氟代葡萄糖向肿瘤集中，在 PET 图像上出现一个个黑点。经过伪彩技术处理之后，这些黑点就会变成一个个闪亮的"小灯泡"。但是，我们人体内也有一些器官以葡萄糖为主要能量来源，所以 FDG 在这些脏器也会出现正常的生理性摄取（图 21-2）。其中最常见的就是脑、心脏、肝等，另外，含血丰富的脏器如脾、骨髓，蠕动活跃的脏器如胃肠道，正常的排泄通路如肾、膀胱等，都会出现 FDG 的生理性摄取。FDG 以外的其他 PET/CT 药物，也都有各自的生理性摄取。如果把肿瘤细胞比作坏蛋，放射性药物就是向导，领着我们上山抓坏蛋，当然会在坏蛋的老巢里集合。但是向导也会在山上的旅

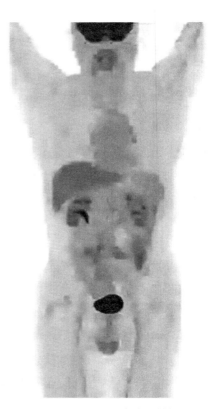

图 21-2　PET 正常生理性摄取

馆住宿，最后坐着缆车溜下山来，生理性摄取的脏器和排泄通路就好比这些旅馆和缆车，位置基本上是固定的，看一眼就能认出来，完全没有必要因为这种正常的"黑疙瘩"而紧张害怕。

另外，有些"黑疙瘩"虽然不是生理性的，但它也不是肿瘤。炎症就经常吸引来更多的放射性药物，有的时候光看 PET 图像的深浅，分不出来是肿瘤还是发炎了。咱千万不能看见什么都往最坏的情况想，自己吓唬自己。

第三节　做完 PET/CT 是不是就知道我得没得癌症了？

咱们之前聊了聊 PET/CT 检查，这可是咱们医学界的一项高级技术，它把正电子发射断层扫描（PET）和计算机断层扫描（CT）这两项技术给结合起来，能给我们提供关于体内细胞代谢和器官结构的详细信息。PET/CT 在诊断癌症、癌症分期和评估治疗效果方面，那可是非常有用。

但是，您得知道，这 PET/CT 再高级，它也不能单独确诊癌症。它通过显示体内的葡萄糖代谢活性区域来帮助识别可能的肿瘤组织，但这也不是绝对的。咱们之前说了，PET/CT 图像上的那些"黑疙瘩"，可不一定都是肿瘤。最常见的还是生理性摄取，就是正常的生理现象。另外，有些良性病变，比如炎症、良性肿瘤，也可能显示出代谢活性。所以，咱们在图像上看到摄取异常增高的"嫌疑犯"，得结合病变的形态来看，有时候还得定期复查观察其变化。如果真的怀疑有问题，但不能确定，还得穿刺活检，取到病理组织来进一步明确。

另外，有些早期的肿瘤或者特殊类型的肿瘤，PET 可能出现假阴性。比如说肺的原位腺癌、微浸润腺癌；或者是肿瘤实性成分少、黏液含量多的肿瘤，比如胃黏液腺癌、印戒细胞癌；或者是肿瘤所在脏器存在生理性放射性摄取的肿瘤，比如肾癌、脑肿瘤；或者是分化好的肿瘤，比如高分化肝癌，都有可能不吸收显像剂，图像上呈现假阴性。所以，PET/CT 没看到异常摄取，这当然是个好事情。但如果临床医生根据您的临床表现，还是怀疑有问题，还会根据具体情况建议进行其他检查。这时候，咱得听医生的，不要自作主张，觉得已经做完了这么贵的高级检查，其他检查一概拒绝。

总之，PET/CT 是一个非常有用的工具，在癌症的诊断和治疗评估中发挥着重要作用，但没有任何一项影像检查能百分之百确诊或者排除癌症，咱们要客观看待它的检查结果，和医生一起制订下一步策略。

第四节　一本书那么厚的报告，我需要从头翻到尾吗？

这 PET/CT 对于咱们普通老百姓来说，既神秘又让人心里没底。咱们花了大价钱做检查，为的就是图个安心，可是拿到手的那一大本报告，密密麻麻的字和图，让人看着就犯晕。我现在就给您科普一下这 PET/CT 报告，让您心里有个谱。

咱们花了大价钱做的 PET/CT 检查，拿到的报告一般是一本厚厚的 A4 纸大小的册子，外加一张光盘。那厚厚的一本报告，您是不是觉得要从头翻到尾呢？其实不然，这要从报告的内容说起（图 21-3）。

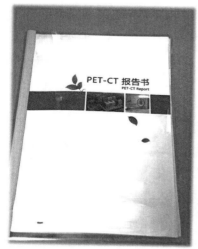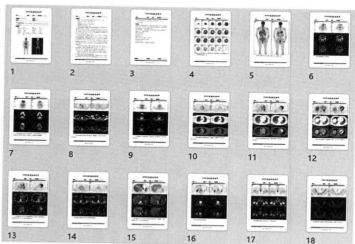

图 21-3　PET/CT 报告书示例

不同医院的 PET/CT 报告，格式略有不同，但大致由两部分构成。前面几页是文字描述、影像诊断意见，这可是咱们普通老百姓能看懂的部分。这部分内容详细描述了检查结果，咱们能看懂这些内容，就已经非常了不起了。

后半部分呢，是附图，会把重要病灶的图像呈现在这里。这些图其实是给临床医生看的，以利于他们在短时间内清楚掌握患者的情况，为下一步选择合适的诊疗方案打好基础。这 PET/CT 影像分析过于专业，咱们普通人看又看不懂，自己瞎解读，自己吓唬自己，那不是自寻烦恼嘛。所以，我建议您，后面的附图就不必细看了。

再说说那张光盘，里头可都是患者所有的图像。如果在治疗的时候临床医生需要参考，其实咱们自己手里是有全部图像的。这可是宝贵的资料，一定要保存好哦！别弄丢了，免得日后需要时又得花钱重新刻盘。

在这儿，我还得提醒您一句，虽然咱们不必细看报告里的附图，但前面的文字描述可得仔细阅读。这里面包含了检查结果和诊断意见，对了解自己的身体状况非常重要。如果遇到不懂的词语，别不好意思，大胆地去问医生，他们都会耐心给您解释的。

总之，这 PET/CT 报告，咱们要理性对待，不必过于紧张。把前面的文字描述看懂，后面的附图留给医生去研究，自己心里有个底，积极配合医生的治疗，这才是咱们应该做的。

第五节　什么是"摄取"？什么是"代谢"？

咱们拿到一份 PET/CT 报告，经常在里头看到"摄取"或者是"代谢"的字样（图 21-4）。这到底是什么意思呢？有句俗话叫"知其然，更要知其所以然"，下面我就给您介绍 PET/CT 报告里头的"摄取"和"代谢"是啥意思。

检查所见：
鼻咽部未见异常放射性浓聚，口咽部两侧腺体显影对称。甲状腺两叶大小、形态、放射性分布未见明显异常。右侧颈部及右侧锁骨上区见多发肿大淋巴结，**摄取**增高，部分相互融合，大者位于右侧颈部IIA区，约2.3 cm×1.4 cm，SUVmax12.0。左侧锁骨上区见数个细小淋巴结，大者短径约0.4 cm，**摄取**不高。

检查结论：
1. 右侧颈部及右侧锁骨上区肿大淋巴结，**代谢**增高，符合淋巴瘤累及表现。
2. 左侧锁骨上区细小淋巴结，**代谢**不高，考虑良性可能，随诊。
3. 右上肺门代谢增高小淋巴结，倾向良性，随诊。
4. 肝囊肿。
5. 胰腺体尾部代谢增高灶，倾向良性，生理性**摄取**可能，随诊。
6. 脊柱退行性变。

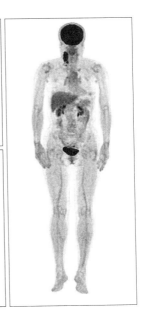

图 21-4　PET/CT 报告图像和文字示例

您还记得去做 PET/CT 检查的时候，护士给您打了一针吗？那可不是普通的药水，那是放射性药物。这药水有什么用呢？它就像是一个"小间谍"，能悄悄地潜入身体里，专找那些不安分的细胞。

这药水，最常见的一种就是氟 -18- 脱氧葡萄糖。葡萄糖可是咱们人体的能量来源，就像汽油对汽车的重要性一样。放射性核素标记的脱氧葡萄糖呢，是葡萄糖的孪生兄弟，长得跟葡萄糖差不多，也能参与新陈代谢的过程。

您知道，这肿瘤细胞是个贪吃的家伙，它的新陈代谢特别旺盛，比正常细胞更能吃，所以它就能吸收更多的葡萄糖，也就更容易吸收这种放射性核素标记的脱氧葡萄糖。

这儿我提到了一个词——新陈代谢。咱老百姓口中的新陈代谢，就是生物体的生命活动，包括吃、喝、拉、撒等一系列过程。在 PET/CT 报告里，这"代谢"增高，就是说这个地方的新陈代谢活跃，能吸收更多的葡萄糖，同理也就能吸收更多的这种放射性药物。在图像上看起来，就是个亮点。

那"摄取"又是啥呢？咱们可以把它理解为吸收。就是说这个地方吸收了更多的放射性药物。所以，无论是"摄取"增高，还是"代谢"增高，它们的意思都是相近的，就是说这个地方吸收了更多的放射性药物，图像上看起来比别的地方亮。

这就好比咱北京夜空中的霓虹灯，哪里的霓虹灯亮，就说明哪里的商业活动繁华。同样的，PET/CT 图像上哪里亮，就说明哪里的细胞活动旺盛。

通过这么一番解释，您是不是对这 PET/CT 报告里的"摄取"和"代谢"有了更深的认识？其实，这医学知识也没那么高深莫测，咱老百姓也能懂。只要用心去了解，就能揭开它的神秘面纱。

总之，这 PET/CT 检查，就是通过观察身体里的"亮点"，找出那些不安分的细胞，为医生诊断病情提供有力依据。

第六节 什么是"SUV"，是不是数越大越不好？

一听到"SUV"，您脑子里可能就想起路上跑的小汽车，但这儿说的 SUV，跟车可没啥关系。今儿个，我就给您讲讲这 PET/CT 报告里的"SUV"。

您知道，PET/CT 检查主要是通过看图像上那些放射性药物的摄取程度来诊断病灶的。这就好比是看一个个小灯泡，咱们得关注这些灯泡的亮度。灯泡亮不亮，哪个最亮，治疗之后有没有变暗，这些都是咱们要关心的。那怎么衡量这个亮度呢？这就用到了SUV 值。

SUV（Standardized Uptake Value），中文名叫标准摄取值，听起来挺专业的吧？其实说白了，它就是衡量病灶吸收的放射性药物浓度和全身平均药物浓度之间的比值。这个比值越大，说明那个地方的灯泡越亮，也就意味着那里的细胞新陈代谢越活跃。

一般来说，我们用 SUV 值的大小来初步判断病灶是良性还是恶性，还能提示肿瘤的恶性程度。大多数情况下，SUV 值越高，病灶的恶性程度也就越大。但是，这儿可得给您提个醒，这 SUV 值它不是万能的，它不是诊断的唯一标准。

比如说，咱们身体里有些正常的器官，它们也会吸收这些放射性药物，比如脑组织，它们的 SUV 值也可能很高。再比如，有些炎症性的病变，比如肺炎，还有一些良性肿瘤，比如子宫肌瘤，它们的 SUV 值也可能很高。所以，不能光看 SUV 值来判断是不是肿瘤。

这就好比咱北京烤鸭，您不能光看它皮儿焦不焦，还得看肉嫩不嫩，味道正不正。看病也是这个理儿，是不是恶性肿瘤，那得综合看，得结合其他影像学表现和临床信息一起判断。

所以，咱们在看自己的 PET/CT 报告的时候，可别光盯着那数字看，自己吓唬自己。这 SUV 值，它就是一个指标，一个参考，不能决定一切。医生还得结合您的症状、体格检查结果、病史等，来综合判断。

总之，这 SUV 值，它就像是个指示灯，能帮助医生更好地了解病灶的情况。但最后怎么诊断，还得看全面的情况。您了解了这些，以后再面对 PET/CT 报告，心里也就有底了。咱不慌不忙，积极配合医生的治疗，这才是正道。

第七节　报告里写了"转移"，我还有救吗？

如果在 PET/CT 报告上看见"转移"字样（图 21-5），不管是谁，心里头可能都会咯噔一下，担忧和不安那是自然的。不过，您先别着急，咱得沉住气，即使报告上提示有"转移"，也不代表就没有治疗的机会了。先听我给您好好解释解释。

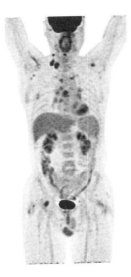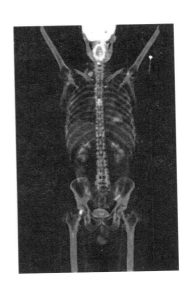

检查结论：

1. 右颈部Ⅲ - Ⅴ区及锁骨上区、纵隔多发代谢增高的淋巴结，考虑转移。

2. 左侧颈部、锁骨上区、双侧腋窝及双肺门淋巴结，转移不除外，建议定期复查。

图 21-5　可疑转移瘤患者 PET/CT 图像及报告示例

您可能要问，这肿瘤转移咋就那么厉害呢？这是因为肿瘤转移意味着肿瘤细胞从原发部位跑到了其他地方，它像是个不受欢迎的客人，跑到人家地盘上撒野。但这不代表咱们就拿它没办法。医生会通过各种检查，找出这些"客人"的去向，再用各种治疗手段，把它们赶出体外。

面对影像报告上的"转移"，咱先得明白一个理儿，这影像检查它不是万能的，有的时候，良恶性病变会有类似的影像表现。您在 PET/CT 图像上看到的，很多良性病变也会出现放射性摄取，有时候它们长得就跟肿瘤转移灶似的，让人心里直打鼓。但是，有时候它只是看起来像，可未必真的是。这时候，咱可得稳住，医生会建议进一步检查，比如血液检测、病理检查等，来明确这些地方到底是不是转移，转移的具体位置和程度怎么样。

再说了，现代医学对于肿瘤治疗大有进步。就算是真的出现了转移，医生也会根据您具体的病情、转移的范围和程度、身体状况这些因素，给您量身定制一套治疗方案。这方案，可能包括手术、化疗、放疗、靶向治疗、免疫治疗等多种治疗手段。治疗的目标呢，就是尽可能控制住肿瘤的生长，延长生存期，同时还得尽量提高您的生活质量。

所以，即便 PET/CT 报告上提示了转移，咱也得从两方面认识。第一，这事儿还没准儿呢，是不是转移还得进一步确认；第二，就算是真的有转移，咱也不怕，治疗方法多着呢，千万不能灰心丧气。您得及时找医生沟通，选择最合适的治疗方案。

总之，遇到 PET/CT 报告上的"转移"字样，别慌，放宽心。在这场抗击病魔的战斗中，您不是一个人在战斗。有信心，有毅力，咱们一定能战胜病魔，迎接美好的生活！

第八节 PET/CT 报告结论怎么那么长，我是得了那么多病吗？

说起这个 PET/CT，咱可得好好了解一下。这检查啊，它可不像其他那些只查一个部位的，好比头颅 CT 只扫描头，您要是想看看颈椎有没有毛病，那肯定还得另外交钱单做。PET/CT 是一个包含整个躯干的全身性检查（图 21-6）。这就好比给咱们的身体来个大巡检，里里外外看个遍。所以，这检查结果出来，上面可能会显示出全身多处大大小小的毛病。

您一看报告，上面密密麻麻写了一堆，心里可能就犯嘀咕了："我这身体咋这么多问题？"其实，出报告的医生那是负责任，看见了就会把它们都写上，但您可别慌，大部分毛病对咱们来说都是不疼不痒，不需要着急处理的。

比如说，肝囊肿，这在 PET/CT 报告中挺常见的。这肝囊肿，通常都是良性的，不会对身体造成啥影响，只要定期复查，观察它有没有变化就行了。再比如，骨关节的退行性

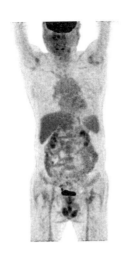

检查结论：

1. 右肺下叶后基底段斑片影伴轻度代谢，对比本院2020年至今多次CT，动态观察变化不大，倾向慢性炎症可能，建议定期复查。余全身未见高代谢恶性病变表现。

2. 双肺多发小结节，未见高代谢，考虑良性可能，随诊；双肺纤维索条。右侧胸膜肥厚钙化。

3. 脑部未见异常高代谢征象；右侧上颌窦炎。

4. 肝多发囊肿；胆囊切除术后；双肾略小，伴左肾囊肿可能，建议注意肾功能及超声随诊。

5. 前列腺增生伴代谢轻度增高，建议完善B超及PSA检查。

6. 左侧股骨头置换术后；术区反应性改变。

7. 胸腰椎改变，强直性脊柱炎？建议结合临床检查。

8. 脊柱退行性变。

图 21-6　PET/CT 影像及结论示例

变，这也是个挺常见的问题，尤其是在上了年纪的人身上。这事儿也不必太紧张，只要注意保养，适当锻炼，减缓关节退变，基本上不会对生活造成太大影响。

那么，问题来了，报告上那么多信息，咱们该关注哪些呢？一般来说，写在 PET/CT 结论前几条的问题，才是咱们需要关注的。这些往往是比较重要的、需要及时处理的毛病。医生们也是按照这个原则来写的，把那些需要特别注意的问题放在前面，好让咱们一目了然。

在这儿，我得给您提个醒儿，虽然大部分毛病不用太担心，但也不能完全不当回事。对于那些需要关注的问题，咱得及时找医生咨询，了解具体情况，该治疗的治疗，该复查的复查。别小看了这些毛病，早发现、早治疗，才能把疾病控制在萌芽状态。

另外，我还得给您普及一个小知识，咱们的 PET/CT，反映的是葡萄糖代谢活性。它特别敏感，而且有时候，肿瘤和生理性摄取、炎症在图像特征上有一定的重叠。为了防止漏诊，核医学科医生习惯于把发现的问题和可能的病因、需要排查的因素尽可能全面地列出来，但这并不代表您一定就得了这些病，也需要结合您的实际情况和其他检查结果综合判断。所以，当您看到报告上的问题时，别慌张，先听听医生的解释。

在现代医学里，这 PET/CT 可是个宝贝，它能帮我们及早发现身体的问题，为治疗争取宝贵的时间。但咱们也不能完全依赖它，健康的生活方式、良好的心态，这些都是保证身体健康的重要因素。

最后，我想说，这身体是自己的，咱们得爱护它。定期体检，注意身体健康，发现问题及时解决。对于那些 PET/CT 报告上的小问题，别太紧张，但也不能忽视。找医生咨询，按照医生的建议去处理，这样才能让咱们的生活更加安心。

第九节　为什么做完这么贵的检查，还让我去做增强 CT/磁共振 / 超声？

说起这个 PET/CT 检查，那可真是贵得让人心疼，但您知道吗？它贵有贵的道理。它不仅可以显示身体的结构特征，还能提供其他检查给不了的功能代谢信息，尤其是对肿瘤的诊断和评估，那是一般检查比不了的。

但是，咱也不能光指着 PET/CT 这一项检查就能把所有问题都解决了。它再厉害，也有它的局限性。您可能要问，都花大价钱做了 PET/CT，怎么还得去做增强 CT/ 磁共振 / 超声 / 内镜这些呢？这不浪费钱吗？

其实不然，您得这么想，PET/CT 的优势在于它把 CT 和功能代谢成像给融合了，但这世上没有十全十美的检查，每种检查都有自己的长处。有时候，PET/CT 做完后，可能还有些问题没看清楚，需要其他检查来帮忙细化。

比如说，有时候医生需要更细致地观察病变，或者想更直观地看看某个脏器的解剖改变，这时候，增强 CT/ 磁共振 / 超声 / 内镜这些检查就派上用场了。它们各有各的绝活，能从不同的角度帮医生看清楚问题。

比如说，这 PET/CT 一般同机做的 CT 是个低剂量平扫 CT，这可不是医院抠门，这里头是有讲究的。首先，大部分情况下，一个体现功能代谢成像的 PET 和一个帮助解剖定位的平扫 CT，对于肿瘤的诊断和评价已经够用了。这就好比咱们去菜市场买菜，有时候买点新鲜的蔬菜就够咱们吃一顿了，没必要把整个菜市场都买下来。

其次，这也是出于降低辐射剂量的考虑。低剂量的平扫 CT，带来的辐射剂量远远小于多期的增强 CT。这就好比咱们出门，能走路就不坐车，能坐公交就不打车，尽量减少对环境的影响。我们 PET/CT 检查的原则，就是在实现检查目的的同时，尽可能减小对患者的电离辐射。

但是，有时候 PET/CT 发现了值得关注的"嫌疑犯"，需要进一步去仔细地调查"犯罪现场"，也就是病灶具体解剖结构的改变。这时候，PET/CT 自带的平扫低剂量 CT，可能就不够用了，还需要更有针对性的影像检查。这个影像检查未必很贵，但是对这个病灶来说，它是最合适的。比如说，甲状腺的问题，超声检查就非常灵敏。意外发现的腹部病灶，比如来自肝、胆、胰、脾、肾的，可能需要做增强 CT 或者磁共振检查。如果意外发现消化道的可疑病变，咋地也得做个内镜检查。

还有一点要强调一下，对于肿瘤来说，病理检查基本上是无可替代的，虽然它是有创操作。首先，我们需要病理检查来明确这个病灶是恶性肿瘤，还是一个完全认不出来的

"友军"。这就好比咱们在街上看到一个人，只看外表可能认不出他是好人还是坏人，得通过调查和证据才能确定。

其次，即便是这个病灶影像表现极其典型，99.9% 的可能性是个肿瘤，我们依然需要病理标本检测一些重要指标，包括免疫组化指标，以指导下一步更有针对性的治疗，包括免疫治疗、靶向治疗等。这就好比咱们在街上看到一个嫌疑人，虽然他看起来就是罪犯，那也得把犯罪证据调查清楚，好决定下一步怎么处理。

有的患者觉得这个 PET/CT 已经这么贵了，做完是不是可以不做活检了，其实不是这样的。PET/CT 不能取代病理检查，但它可以指导我们更好地选择病理检查的部位，找一个阳性率最高、创伤最小的地方，达到精准诊疗的目的。这就好比咱们在找证据的时候，得找最关键的那份证据，这样才能一击即中。

所以，咱们得明白，每种检查都有自己的用处，没有哪一种检查能一站式解决所有问题。咱们得根据实际情况，综合运用各种检查手段，才能更好地保护自己的身体健康。毕竟，健康这事儿，马虎不得，对吧？

第十节　做 PET/CT 检查送的那个光盘是干什么用的？

咱们做完 PET/CT 检查，拿到手的不光是一本厚厚的册子，还经常会附送一个光盘（图 21-7）。您可能要问了，这光盘是个啥玩意儿，有啥用呢？

——告诉您吧，这个光盘里头可大有乾坤，它装着这次 PET/CT 检查的全部图像！

您得知道，这 PET/CT 是个全身性的检查，它把 PET 和 CT 两套影像给结合起来了，所以图像数据特别多。要是把这些图像都打印成胶片，那可得一大堆，而

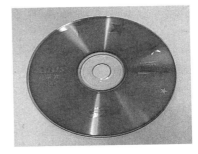

图 21-7　PET/CT 附送光盘

且每张图像看起来太小，细节也看不清楚，意义不大。所以，为了方便患者保存自己的检查结果，也为了以后再看病时，临床医生，尤其是其他医院的临床医生需要调阅图像，大部分核医学科会选择把患者的 PET/CT 影像数据都拷到一张光盘上。

这张光盘，就是您这次检查的"影像档案"，对于医生来说，那是宝贵的诊断资料。所以，咱们一定要把光盘和报告都妥善保存好。别小看这张光盘，它可是您健康的"备份"，关键时刻能派上大用场。

我们经常遇到一些患者，不小心把光盘给弄丢了，那可真是急得要命。大老远跑过来，就为了要求再刻一张光盘。所以说，这光盘虽然不起眼，但它的重要性可不容忽视。

您得把它放在一个安全的地方，最好是放在家里的抽屉里，或者一个专门的文件袋里。别让它受潮，也别让它被太阳晒，更别让孩子当玩具给玩丢了。万一哪天您需要再看病，或者去其他医院就诊，这张光盘就能发挥作用了。医生可以通过光盘里的图像，快速了解您之前的检查情况，做出更准确的诊断和治疗。这可是节省时间、提高治疗效果的好办法。

总之，这光盘是您健康的"小伙伴"，一定要善待它。咱们可得长点儿心，别让这个小东西丢了，给您添麻烦。记住啦，光盘和报告，一样都不能少！

第十一节　为什么医生要给我的心脏做 PET/CT 检查？

王奶奶有冠心病好多年了，冠状动脉造影提示三支病变，支架都放了好几根了。这不，前几天又犯了一次心肌梗死，医生说不能放支架了，得找心外科医生做冠状动脉搭桥术！

为了进行术前评估，外科医生给王奶奶开了个心脏 PET/CT——FDG 心肌代谢显像检查。王奶奶听说过 PET/CT，这可是现在老少皆知的高端检查，可它不是查肿瘤的吗？怎么医生给我的心脏也开了个 PET/CT 呢？不会是开错了吧？还这么贵！老太太心里有点犯嘀咕。

今天，咱就来聊聊心脏 PET/CT 检查的重要性。

我们先了解一下 FDG 心肌代谢显像的基本原理。当 FDG（脱氧葡萄糖）注入人体后，会被心肌细胞摄取。存活的心肌细胞能够摄取 FDG 并参与葡萄糖代谢，而坏死的心肌细胞则无法摄取 FDG。因此，通过 FDG 心肌代谢显像，我们可以清晰地观察到心肌细胞的代谢情况，从而判断心肌是否存活。

这个技术最常用于冠心病患者，可以帮助医生判断心肌梗死的范围和程度，评估心肌存活的状况，为治疗提供重要依据，一般和核医学反映局部冠状动脉血流供应的心肌灌注显像联合应用。如果冠状动脉堵了，心肌供血减少，心肌灌注显像提示局部缺损了，但在 FDG 心肌代谢显像的图像上，这个部位还有 FDG 摄取，说明这一部分心肌还活着。如果把心肌比作禾苗，冠状动脉比作流过田野的河流。这时候就是冠状动脉堵了，河干地焦，但禾苗还活着，有手术指征。那就赶紧做冠状动脉搭桥，重建水道（血管），灌溉后的禾苗（心肌）还有恢复活力的机会（图 21-8）。

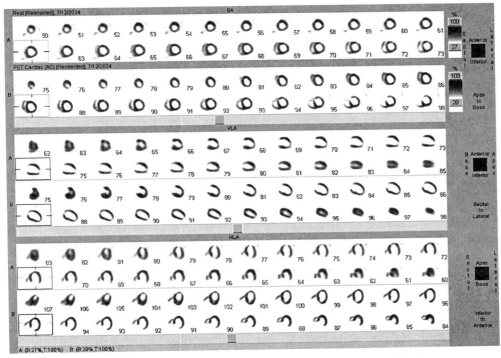

图 21-8　心肌灌注显像与心肌代谢显像联合检测心肌存活情况

要是冠状动脉堵了以后，这一部分心肌缺乏供血，已经纤维化了，就相当于禾苗已经枯死了。这时候，就算再做搭桥，哪怕水漫田地，心肌也难以死而复生。这时候，就不适合去心外科做搭桥手术了，应该选择保守治疗。所以，心肌代谢显像对于判断心肌存活情况、决定下一步治疗策略特别重要，已经成为评估心肌存活的首选方法。

此外，FDG 心肌代谢显像还可以用于评估心肌病变的程度，如心肌炎、心肌病等疾病，通过观察心肌细胞的代谢情况，医生可以更准确地诊断疾病，制订个性化的治疗方案。

您可能要问，这检查安全吗？放心吧，PET/CT 检查是安全的。它用的放射性药物剂量小，对人体没影响。检查过程也简单，您往机器上一躺，十几分钟就完事了。

咱们做事讲究未雨绸缪，这心脏健康也得重视起来。定期检查，有病早治，才能安安心心过好日子。希望您通过这篇文章，对心脏 PET/CT 有个更深入的了解，以后在心脏健康方面，也能做到心中有数。

第十二节　什么是 PSMA PET/CT？

　　有的老大爷因为前列腺的毛病，医生给开了个特殊的 PSMA PET/CT 检查。做完检查拿到报告，看着跟旁边病友老太太的报告和图都长得不一样，这是什么高级检查？

　　这可是前列腺癌诊断的利器！

　　"前列腺癌"这个词儿对于咱老百姓来说，可能听着有点儿陌生，但这病可是男性健康的大敌。它爱找上了岁数的老大爷。一般来说，50 岁以下的男性得这病的概率很低，可一旦过了 50 岁，这病就开始"崭露头角"了。到了 70 岁左右，发病率就更高了。在美国，这病可是男性癌症里的头号杀手，甚至超过了肺癌。在咱国内，前列腺癌的发病率虽然比欧美国家低，但近年来也呈现出上升的趋势。

　　前列腺癌的早期发现，定期进行超声检查和血前列腺特异性抗原（prostate specific antigen，PSA）检查非常重要，一旦超声发现了问题，或者血 PSA 出现了明显升高，咱就得警惕了。再进一步的检查，除了盆腔磁共振之外，PSMA PET/CT 对于检测原发灶和全身转移灶也特别关键。

　　PSMA 全称为前列腺特异性膜抗原（prostate specific membrane antigen），是一种存在于前列腺的特殊蛋白。在正常前列腺组织中，PSMA 的含量很低；而在前列腺癌细胞中，PSMA 的含量会增加 100～1000 倍，尤其在晚期和去势抵抗性前列腺癌中含量进一步增加。因此，PSMA 成为前列腺癌细胞的一个特征性标签，为前列腺癌的诊断和治疗提供了新的方向。

　　PSMA PET/CT 的基础也是咱们之前说过的 PET/CT 技术。但是跟其他肿瘤不同，它给患者打的显像药物不一样。它用的是放射性同位素标记的 PSMA 靶向探针，静脉注射以后，探针与前列腺癌细胞表面的 PSMA 结合，从而实现前列腺癌细胞的定位、数量和分布情况的清晰显示。跟咱们常规的 FDG PET/CT 相比，PSMA PET/CT 对于前列腺癌的诊断和评价更准确。

　　对于一个可能得了前列腺癌的老大爷，PSMA PET/CT 可以帮助咱们实现以下目的：

　　第一，早期诊断和活检定位：对于刚刚发现血 PSA 升高，仅仅是怀疑前列腺癌的患者，PSMA PET/CT 具有较高的灵敏度和特异性，可以在血清前列腺特异性抗原（PSA）水平较低的情况下，发现微小病灶，为早期治疗提供宝贵的时间窗口。而且到底是不是癌，终究还要靠穿刺活检，对于比较小的早期病灶，盲穿容易出假阴性结果，PSMA PET/CT 就像在前列腺癌病灶里点亮了一盏灯，哪里亮就在哪里取活检。

第二，准确分期：对于已经确诊前列腺癌的患者，PSMA PET/CT 可以清晰显示前列腺癌的病变范围和是否存在远处转移，有助于医生准确评估病情，制订合理的治疗方案。

第三，随访观察：PSMA PET/CT 可用于监测病情变化，评估治疗效果，及时发现复发和转移病灶（图 21-9）。

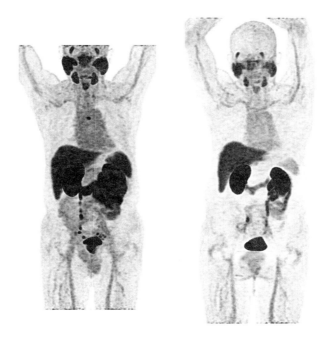

图 21-9　前列腺癌 PSMA PET/CT 治疗前后对比：
左图：治疗前；右图：治疗后

总体来说，PSMA PET/CT 作为一种先进的前列腺癌诊断技术，具有早期诊断、准确分期、随访观察的优势，为前列腺癌患者带来了新的希望。在临床实践中，医生会根据患者的具体情况，合理选择 PSMA PET/CT 检查。

值得庆幸的是，虽然发病率高，但如果发现得早，前列腺癌的治疗效果还是挺好的。尤其是当癌细胞仅限于前列腺内时，通过手术或放疗等根治性治疗手段，很多患者可以达到治愈的效果。所以，定期的体检和早期发现对于提高前列腺癌的预后至关重要。

希望各位叔叔大爷关注前列腺健康，积极预防和治疗前列腺癌，共同守护生命"腺"。

第十三节　什么是生长抑素受体 PET/CT？

王阿姨今年 57 岁了，这十几年来一直觉得膝盖疼。到医院检查，可不得了！全身好多骨头都骨折啦，抽血化验发现血磷水平特别低，医生怀疑她有"低磷骨软化症"。医生说这是个很少见的病，一般是长了个小瘤子，叫做磷酸盐尿性间叶性肿瘤，属于神经内分泌肿瘤的一种。这种肿瘤可以分泌激素，引起患者血磷水平降低，还好这种肿瘤绝大部分都是良性的，切完就没事了。不过有点麻烦的是，经常找不到原发肿瘤的部位。

于是，王阿姨被安排做了一个生长抑素受体 PET/CT 检查。

结果发现，王阿姨身上绝大多数地方都干干净净的，什么都没有。就是脚丫子底下长了个小肉垫，这个肉垫在 PET/CT 上看起来特别亮（图 21-10）！

难道这就是原发肿瘤吗？经过多学科讨论，外科医生操刀把这个肉垫子给切了，切完送了病理。结果回报磷酸盐尿性间叶性肿瘤。果然是它，不出所料！

做完手术，王阿姨的血磷水平一天一天升上来了，出院的时候已经正常了。

"神经内分泌肿瘤"，这东西，咱长那么大岁数可是第一次听说。为什么神经内分泌肿瘤需要做生长抑素受体 PET/CT 检查呢？做 PET/CT 的时候，我跟别人打的放射性药物怎么还不一样？

其实，这玩意儿也没那么复杂，说白了，它就是医生用来查找肿瘤的一个"高精尖"的工具。

咱们先看看什么是生长抑素。生长抑素是人体里的一个"天然警察"，它专门负责监管一些细胞不要"瞎长"。但是，这生长抑素它自个儿"寿命"不长，所以科学家们就发明了它的"替身"——生长抑素类似物。这"替身"可比正版的能干多了，它能在人体里"巡逻"更长时间，而且专门喜欢往肿瘤细胞上"贴"。

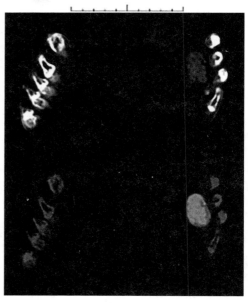

图 21-10　王阿姨脚上的肉垫子——磷酸盐尿性间叶性肿瘤

　　那生长抑素受体又是啥呢？您就把它当成肿瘤细胞上的一个"标记"，正常细胞上也有，但有的肿瘤细胞上的这个"标记"特别多，比如神经内分泌肿瘤。这就好比您家门口树上贴了个"招租"的条儿，一看就知道这家有空房。

　　那生长抑素受体 PET/CT 有啥用呢？首先，它特别擅长找神经内分泌肿瘤，这种肿瘤就是那种"标记"特别多的。其次，它还能发现神经内分泌肿瘤是不是"搬家"了，也就是转移到别的地儿了。最后，它还能看看治疗效果，治完以后，肿瘤是不是收敛了，或者有没有搬新家。

　　谁需要做这个检查呢？主要是那些疑似或者已经确诊神经内分泌肿瘤的患者。

　　那为啥非得让我做这个"生长抑素受体"PET/CT 呢，那个普通的 PET/CT 不行吗？凭什么我跟别人做的不一样？

　　生长抑素受体 PET/CT 和 FDG-PET/CT，虽然它们都是 PET/CT，但这两兄弟各有各的本事。

　　生长抑素受体 PET/CT 用的显像药物是生长抑素类似物，这种药物特别喜欢跟神经内分泌肿瘤细胞上的生长抑素受体"打交道"，所以它能更准确地找到这类肿瘤。而 FDG-PET/CT 呢，用的是一种叫做 FDG 的葡萄糖类似物，它哪儿"热闹"往哪儿钻，哪儿细胞代谢旺盛就聚集在哪儿，因此它对各种肿瘤都有一定的敏感性，应用范围更广，它不仅可以诊断肿瘤，还能评估肿瘤的恶性程度、分期和治疗效果。但是，有的神经内分泌肿瘤分化好，身上生长抑素受体（标签）多，但恶性程度还真不高，如果做常规的 FDG-PET/CT，可能是假阴性的结果，这种肿瘤就特别适合生长抑素受体 PET/CT 检查。

　　总的来说，这两兄弟各有各的"专长"。FDG-PET/CT 是个"多面手"，各种肿瘤都能查，生长抑素受体 PET/CT 是个"攻坚队"，特别擅长找神经内分泌肿瘤，具体应该选哪个，得医生根据病情来决定。

　　做这个检查有啥要注意的？检查前得停用一些药，特别是那些可能影响"标记"的药物，如长效或短效奥曲肽类药物。检查的时候，您就踏踏实实躺那儿，听医生的指挥。检查完了，多喝水，把那些放射性物质排出去。

　　总之，生长抑素受体 PET/CT 就是一项帮医生揭秘神经内分泌肿瘤的高科技检查。

第十四节　什么是FAPI-PET/CT？

老王最近吃完饭总觉得肚子胀痛，去医院做了个胃镜，不得了了，说怀疑胃癌！还好还好，外科医生说发现得早，应该能做根治手术。不过，医生建议他做个"FAPI-PET/CT"术前评估一下，这又是什么检查（图21-11）？

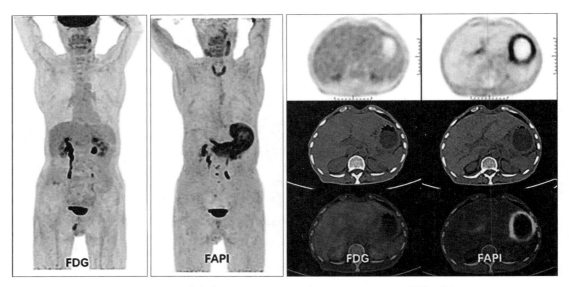

图21-11　胃癌患者 FDG-PET/CT 与 FAPI-PET/CT 图像对比

肿瘤是一种复杂的疾病，而医学科学家们一直在努力寻找更有效的方法来早期发现和治疗它。您知道我们身体里有一种叫做肿瘤相关成纤维细胞（cancer-associated fibroblasts，CAFs）的特殊细胞吗？它们在上皮肿瘤细胞周围很常见，尤其是在乳腺癌、结肠癌和胰腺癌中，它们的比例可以占到肿瘤总质量的90%。CAFs 和普通的成纤维细胞不一样，它们特别喜欢表达一种叫做成纤维细胞激活蛋白（fibroblast activation protein，FAP）的东西。这个 FAP 不简单，它能通过多种方式影响肿瘤的生长、侵袭和转移，所以，它成了医生们眼中一个很有潜力的治疗靶点。

接下来，让我们认识一下 FAPI（FAP Inhibitors）。FAPI 是成纤维细胞激活蛋白抑制剂，它是一种小分子药物，可以抑制 FAP 的活性。近年来，科学家们开发出了多种 FAPI 衍生物。这些衍生物对 FAP 有着很高的亲和力和特异性，可以被用于 PET 或 SPECT 显像，帮助我们发现那些 FAP 表达阳性的疾病，而且灵敏度还很高哦。

FAPI 显像在肿瘤诊断上可是个能手。有些肿瘤对 FAPI 的摄取特别高，比如胃癌、肉瘤、食管癌、乳腺癌、肝癌、大肠癌等。这个显像剂的好处是，与 FDG 不同，它在很多脏器的本底摄取很低，使得肿瘤和本底的对比度很高，有助于我们更清晰地看到肿瘤（见图 21-11）。

另外，FAPI 显像在肿瘤分期上也很有帮助。和传统的 FDG-PET/CT 相比，Ga-FAPI PET/CT 在检测食管癌的淋巴结转移、乳腺癌的早期分期、腹膜转移瘤、肺癌脑转移等方面更有优势。它还能帮助医生们准确判断胶质瘤的级别和恶变情况。

不仅如此，FAPI 显像在非肿瘤性疾病的应用上也显示出潜力。FAP 这种物质在一些良性病变和正常组织的重构过程中也会表达，比如胚胎发育、伤口愈合、纤维化反应和炎症状态。所以，放射性核素标记的 FAPI 在心肌梗死、肝硬化、类风湿关节炎等疾病的病灶检测和疗效评价中也有一定的应用价值。

再来说说 FAPI 显像相比 FDG-PET/CT 的优势。首先，FAPI 显像以间质为靶向，对于检测高表达 FAP 的小病灶更为敏感。有些肿瘤即使只有 1~2 mm 大小，也需要间质来支撑，这时 FAPI 显像就能发挥优势了。其次，对于那些糖酵解低、去磷酸化水平高或己糖激酶表达弱的肿瘤，F-FDG 显像可能不太敏感，比如胃癌，FDG-PET/CT 就经常是假阴性的结果。FAPI-PET/CT 就能弥补这个不足。而且 FAPI 显像在脑部、肝脏、消化系统和头颈部黏膜等部位的本底摄取低，肿瘤与背景的对比度高，这有利于这些部位肿瘤的检测和鉴别。

从检查准备方面，FAPI-PET/CT 还有个很大的优势。和传统的 FDG-PET/CT 显像不同，FAPI 显像不受血糖水平的影响，所以做之前不需要空腹，这对糖尿病患者来说真是太友好了！

总的来说，FAPI 显像技术为我们提供了一种新的、更有效的方式来观察和了解肿瘤。随着医学科技的不断发展，相信这些新技术会为更多的患者带来希望和帮助。

（赵梅莘　邱　敏　张安南　俎　明　魏　慧）

第二十二章

SPECT 报告解读

第一节 SPECT 概述

一、什么是 SPECT

SPECT 的英文全称是 single photon emission computed tomography，中文名称叫做单光子发射计算机断层仪，我们有时候亲切地简称它为"ECT"。

您可以把 SPECT 想象成一种特殊的"摄像头"，它能捕捉到我们身体内部的秘密。不过，这个"摄像头"不是用普通的光线，而是用一种叫做"单光子"的粒子。当我们进行 SPECT 检查时，医生会给我们注射一种含有放射性同位素的药物，这些药物可以发射出单光子。这种药物会随着血液循环到全身，帮助我们找到身体里的"问题区域"。接下来，SPECT 机器就会围绕着我们，捕捉这些单光子发出的信号，然后通过计算机处理，生成一幅幅详细的图像（图 22-1）。

这些图像就像一张张地图，告诉医生我们的身体内部发生了什么。比如，心脏、大脑、肝脏等器官的功能如何，有没有病变，病变的程度如何等。

那么，SPECT 有什么优点呢？首先，它能够早期发现疾病，帮助我们抓住治疗的黄金时间。其次，SPECT 的辐射剂量相对较低，安全性较高。最后，SPECT 可以针对不同器官进行详细检查，为医生提供有力的诊断依据。

我们还可以给 SPECT 配一个好兄弟——CT，让反映功能代谢的 SPECT 和反映解剖结构的 CT 实现同机融合。如果把 SPECT 比作给身体拍照片的摄影师，那么 SPECT/CT 就是能够给身体做立体建模的艺术家。它将 SPECT 和 CT 的图像融合在一起，让诊断变得更加准确、更加灵敏（图 22-1）。

但并不是所有的疾病都需要这样精细的立体建模，也不是每一次检查都需要用到断层显像。这就需要专业的医生根据病情来判断了。

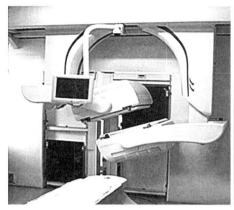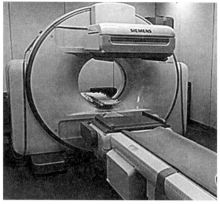

图 22-1　左侧为 SPECT 实景图，右侧为 SPECT/CT 实景图

二、SPECT 显像剂对身体是否有危害?

单光子，这个名字听起来有些神秘，其实它就是伽马光子，也叫伽马射线，是 SPECT 显像中不可或缺的基础。SPECT 使用的显像剂能够发射出伽马射线，因此我们也把它们叫做放射性药物。这些药物和我们平时接触的药物最大的不同，就在于它们含有放射性，能够发射出伽马射线。一提到放射性，有些人可能会感到害怕，担心它会对身体造成伤害，或者留在体内，甚至影响怀孕。其实，这样的恐慌是多余的。

首先，我们要有这样一个认识：医用的放射性药物是经过严格安全检测的。当然，作为放射性药物，它们必然会有一定的电离辐射，SPECT 正是依靠接收这些射线来进行显像的。没有放射性，就无法进行 SPECT 检查。这些药物的辐射剂量是安全的，而且会根据用药的种类和剂量不同而有所变化。剂量太小无法获得清晰的影像，而剂量太大则会增加患者和医务人员的辐射风险。因此，SPECT 显像的过程是非常规范的，应用的放射性药物剂量有一个明确的范围，医生会根据显像方法选择最合适的放射性药物剂量。

其次，放射性药物中的元素有一个特性，叫做半衰期。SPECT 显像常用的放射性元素是锝（^{99m}Tc），它的半衰期大约是 6.02 小时，也就是说，每过 6 个小时，药物的放射性剂量就会减少一半。而且，这些药物进入人体后，会通过泌尿系统和胃肠道排出体外，所以实际的半衰期可能还会更短。正因为如此，和 X 线、CT 检查一样，备孕期和孕妇通常避免进行这类检查，哺乳期的妇女则需要停止哺乳 1~2 天。

由于放射性药物的半衰期较短，药物剂量在 6 个小时后就会减半，因此 SPECT 显像的放射性药物通常是在检查当天早上 6 点左右配制好送到医院。这也意味着，SPECT 检查需要提前预约，不能随到随做。每个人的药物都是预先放在一次性注射器里的，种类和剂量都是固定的，不能和其他人的药物混淆。一旦药物衰减超过一半，就不能再使用，所以患者需要在预约的时间内准时来医院进行检查。当护士打电话催促说："您快点过来做检查，药物剂量快不够了"，这并不是在吓唬人，而是因为放射性药物的确是在不断衰变，剂量过少就无法形成高质量的影像，这可能会导致不准确的诊断结论。

三、SPECT 及 SPECT/CT 能用来查什么病？

想象一下，CT 检查就像一位身体结构的摄影师，能够根据身体的不同部位拍摄出清晰的照片，比如胸部 CT、腹部 CT、颈椎 CT 等。而 SPECT 检查，则更像一位专注于身体内部功能的"侦探"，它的名字虽然听起来有些专业，但它关注的不是外表，而是脏器的功能和代谢状态。在临床的广阔天地里，SPECT 有着多样的应用，但很多人可能对它的具体能力知之甚少。

现在，让我们跟随 SPECT 这位"侦探"，一起探索它能够施展才华的领域。

在神经系统，SPECT 就像是一位描绘脑部血流的大师，通过脑血流灌注显像，它能够揭示缺血性脑血管病、脑梗死的问题，甚至帮助找到癫痫的藏身之处。此外，它还能进行脑代谢显像、脑脊液间隙显像，就像是在脑部进行一场深入的"功能之旅"。

在内分泌系统，SPECT 检查发挥的作用无可替代。从熟悉的甲状腺显像、甲状腺摄碘试验，到少见的肾上腺髓质显像，SPECT 都能够展示出器官的功能代谢情况，就像是一位内分泌系统的"能量侦探"，在内分泌的世界里独树一帜。

在心血管系统，SPECT 的表现同样出色。它可以通过心肌灌注显像，诊断心肌缺血、心肌梗死等问题，就像是在心脏上进行一场"血流监控"。心肌灌注显像还有多种方法，包括静息显像、运动负荷显像和药物负荷显像等。甚至还有一些不常见的检查，如门控心血池显像、心肌焦磷酸盐显像，它们都是 SPECT 侦探的"秘密武器"。

在呼吸系统，SPECT 主要进行肺灌注显像和肺通气显像，这两种检查就像是肺部的"双重侦探"，尤其在诊断肺栓塞时，它们与 CTPA 并肩作战，发挥着至关重要的作用，实现了优势互补。它们还能评估肺功能、诊断慢性阻塞性肺部疾病，为呼吸系统的健康保驾护航。

至于消化系统，由于涉及的器官众多，SPECT 在这里也有着丰富的"侦探工作"。从消化道出血显像到异位胃黏膜显像，SPECT 能够帮助医生洞察消化系统的各种疾病，就像是一位能够看透消化系统秘密的"病因侦探"。

核医学在泌尿系统的检查中扮演着重要的角色，它是肾脏疾病诊断的得力助手。在众多检查中，肾动态显像尤为受欢迎，它就像一位肾功能评估的专家，为肾脏疾病的治疗提供了关键信息。在大多数肾脏手术前，这项检查几乎是必不可少的。除此之外，肾静态显像、肾小管显像等为肾脏疾病的诊断提供了多种视角。

在骨骼系统的检查中，全身骨显像可以说是长袖善舞的多面手。它不仅是诊断骨转移瘤的利器，还能发现骨折、代谢性骨病等问题。而骨三相检查，则是诊断骨髓炎、假体感染等骨相关感染的能手。SPECT/CT 的加入，更是如虎添翼，弥补了骨显像在精确解剖定位上的不足，大幅提升了诊断的准确性和特异性。

SPECT 的检查项目远不止这些，淋巴管显像、前哨淋巴结显像、炎症显像等，都是它的拿手好戏。总之，SPECT 这位功能代谢的"侦探"，在临床的各个领域都有着举足轻重的作用，它用独特的视角，为我们揭开了身体内部的秘密。

随着放射性药物的研发不断进步，SPECT 的检查项目将更加丰富，其独特的临床应用价值也将逐步显现。面对众多的检查项目，我们应该如何选择？这需要专业医生的指导，他们会根据您的病情为您推荐最合适的检查。

需要注意的是，SPECT 检查是功能代谢显像，注射药物后，需要根据每个脏器的功能代谢情况来安排最佳的显像方式和时间。功能代谢活动不是一蹴而就的，因此 SPECT 显像的时间或者注药后的等待时间可能会比较长。在此期间，大家需要保持耐心，并严格按照医嘱进行相关的检查前准备，这样才能确保检查的顺利进行。

四、SPECT 的报告应该关注哪些内容？

一般来说，SPECT 的报告会包括以下几个部分（图 22-2）：

检查项目与检查技术：这部分会详细列出您所做的检查项目，如全身骨显像、甲状腺显像、心肌灌注显像、肺灌注显像等，还有一些相关的技术参数，比如应用的同位素、药品名、剂量和主要的检查参数等。

简要病史：在这个部分，会把您的简要病史和主要检查目的呈现在这里，以最有效的方式给临床医师介绍您的基本情况。

影像图像：这张图像，不是所有的检查图像，是挑选出来的一张最能体现检查信息或病情的图像。

检查报告：这部分是报告的核心，医生会根据图像，描述器官或组织的形态和放射性分布情况。

提示：这部分即是我们所说的诊断结论，医生会根据检查报告描述，给出一个初步的诊断结论，并提出相应的建议。SPECT 的诊断结论相对比较简单，以全身骨显像为例，我们常见到的结论为"全身骨未见明确转移瘤表现""XX 骨代谢增高灶，考虑骨转移瘤"等。

报告内容虽然有点多，有些还是专业术语，那我们应该关注哪些呢？其实我们重点看"提示"这部分即可，根据提示，您可以选择进一步的治疗方法或检查方法。

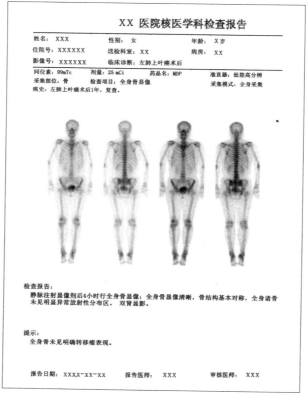

图 22-2　SPECT 报告示例

以上为 SPECT 检查及报告单的概述。SPECT 的检查项目繁多，不能一一讲述，后面将呈现一些应用最多的检查项目，让大家更好地理解该检查，并学会如何看懂报告。

第二节　全身骨显像

一、什么是全身骨显像？

骨显像，顾名思义，是一种能让我们的全身骨骼"亮相"的神奇技术。这项检查中，我们常用一种名为 ^{99m}Tc 标记的亚甲基二膦酸盐（简称 ^{99m}Tc-MDP）的显像剂，它能够被骨骼中的成骨细胞所"捕获"。成骨细胞可是我们身高增长和骨骼修复的"幕后英雄"。通常情况下，我们的骨骼会摄取一定量的显像剂，但如果某个部位的成骨细胞特别活跃，那里的显像剂摄取量就会增加，显像结果上就会显示出黑点，意味着那里的骨骼对显像剂的吸收增加了。这里有个小知识点，成骨细胞摄取显像剂的过程，实际上就是参与骨骼代谢的过程，这可不是几分钟就能完成的"快闪"。一般来说，注射显像剂后，我们需要耐心等待 3~4 个小时，骨骼的显影才会变得清晰。当然，也不是说等得越久越好，通常控制在 6 小时内完成显像。虽然实际的显像过程只需要 15~20 分钟，但整个流程耗时较长，大部分时间都在等待中度过。所以，注射显像剂后，别急躁，耐心点，合理安排时间。

当骨骼出现病变，比如炎症、肿瘤或骨折时，成骨细胞的活动会加剧，导致显像剂摄取量增加，显像结果上同样会以黑点形式展现。与 X 线和 CT 检查不同，它们展示的是解剖结构和形态变化，而骨显像则揭示了骨盐的代谢情况。这种代谢变化往往比形态变化出现得更早，因此，骨显像能比 X 线和 CT 检查提前 3~6 个月发现骨转移病变。这也解释了为什么有时候刚做完 X 线或 CT 检查，结果显示正常，而骨显像却能发现病变。这正是骨显像高灵敏度的体现。而且，不同于通常只检查特定部位的 X 线、CT 或 MRI，一次骨显像就能让我们全身的骨骼一览无余。因此，在诊断骨转移瘤时，骨显像无疑是一项既经济实惠又灵敏度高的检查。

二、骨显像上有黑点，一定就是骨转移吗？

骨显像的图像，是黑白图像，越黑的地方表示骨盐代谢越活跃，摄取的显像剂越多。我们身体有 206 块骨，每块骨显影会有些差异。一般来说，头颅骨、脊柱、骨盆和关节处骨骼较黑，左半侧骨骼和右侧基本是对称的（图 22-3）。对于儿童和青少年，因为他们还在长身体，骨骼有个生长中心，叫做骨骺，负责让孩子长高，所以骨盐代谢活跃，影像上是黑色，呈对称分布（图 22-4）。

当然，我们会看到肾脏和膀胱也是黑色的，因为显像剂通过尿液排出体外。说到此处，大家也就理解护士打针时的嘱咐了吧——避免尿液沾到身体上。尿液含有显像剂，沾到皮肤上也会在影像上呈现黑点，有时候会和骨骼的黑点混淆。

骨骼上的黑点，一定代表转移吗？前面我们也说了，骨盐代谢越活跃，影像上越黑。导致骨盐代谢活跃的情况很多，比如骨转移瘤（图 22-5）、炎症、外伤骨折（图 22-6）、退变、原发骨肿瘤等，这些疾病都可以呈现出黑点。那我们如何通过黑点去鉴别疾病呢，这个需要专业的医生去诊断，他们通常会根据黑点的位置和形状、病史（包括肿瘤史、外伤及手术史等）综合判断。当然，结合其他影像学检查，如 X 线、CT、MRI 等，也可以辅助诊断。最后，还有 SPECT/CT，可以做到和 CT 图像的断层融合，相比单独的 CT，能更精准、更容易显示病变。这个诊断不是看一下就可以学会的，需要经过系统的学习及经验去综合评估。对于非专业人士，诊断是非常困难的。发现黑点容易，但诊断疾病是复杂的。比如腰椎上的一个黑点，它可能是骨转移瘤，也可能是骨原发肿瘤、感染、退变、骨折等，这个就需要专业的医生去评估了。

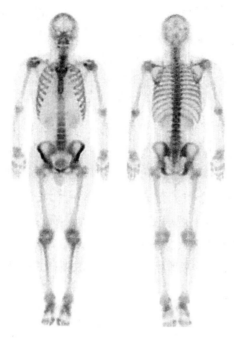

图 22-3　成人正常骨显像示例

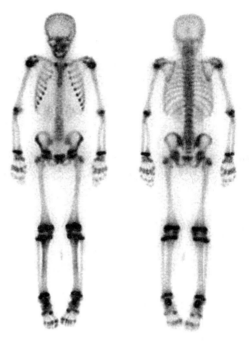

图 22-4　儿童正常骨显像示例

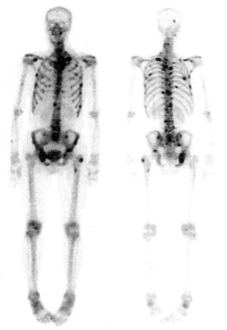

图 22-5　全身骨显像示多发骨转移瘤示例

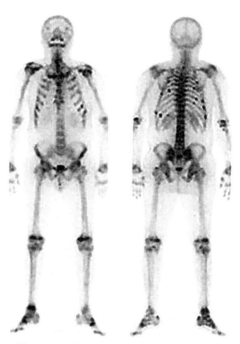

图 22-6　全身骨显像示多发骨折示例

大家看到图像上那么多黑点，先不要恐慌，静下心来先看一下我们的"提示"，即检查结论，在这里，我们会把这些黑点进行归类、定性，给出一个初步诊断及相关建议。如果您想了解更多，可以继续阅读检查报告，对于专业术语，可以上网查阅相关资料或者咨询医生。

三、医生怀疑肺转移，这次骨显像能看到吗？

骨显像只是全身骨骼的显影，当然我们还能看到肾脏和膀胱显影，因为显像剂经过肾脏、膀胱排出体外。其他的脏器，如肺、心脏、肝、胃等是不显影的，如果这些脏器显影了，那这次显像就是不合格的影像了。那肾脏和膀胱显影了，是不是就能看到肾脏和膀胱的病变了呢？大部分病变是不能显示的，只有明显的肾积水、较大的占位性病变才能显示，而这些显示也不能明确诊断，我们只能看到该部位轮廓或者显像剂浓度的变化，而无法看到结构改变，只能间接提示有病变，具体是什么病变，需要结合其他检查如 B 超、CT 等。

第三节　骨三相显像

一、什么是骨三相显像？

骨三相显像，听起来就像是一场分阶段进行的骨骼检查套餐。它包括三个不同的时相：血流相、血池相和延迟静态骨显像。每个时相都有其独特的采集时间，共同构成了这场检查的完整流程。

血流相在注射显像剂后立即开始采集，紧接着就是血池相的图像捕捉。而延迟静态骨显像则与全身骨显像的扫描时间保持一致，需要在注射显像剂后的 3~6 小时内进行。这样一个全方位的骨三相检查，不仅能够揭示局部骨盐代谢的情况，还能同时了解局部骨骼和邻近软组织的血流状况，是评估骨感染的重要手段。

在骨三相显像中，采集的图像数量较多，每一张图像都蕴含着宝贵的信息。血流相主要描绘了局部动脉的灌注情况，血池相则展示了骨骼和软组织的血液分布，而延迟相则专注于局部骨骼的骨盐代谢状况。通过这三个时相的图像，医生能够准确地诊断出是否存在骨髓炎。

这种诊断过程比全身骨显像更为复杂，所以非专业人士还是应该安心听从专业医生的意见和建议。骨三相显像的用途不仅限于诊断骨髓炎，它还能够帮助评估假体周围感染与松动、人工关节置换后的恢复情况，以及骨折的愈合过程。

总之，骨三相显像就像是一位骨骼健康的侦探，通过三个不同的视角，为我们揭开了骨骼的秘密，为诊断和治疗疾病提供了有力的支持。

二、骨三相显像和全身骨显像，选择做哪一个呢？

全身骨显像，就像是一张张全身骨骼的"快照"，它能够展示出我们全身的骨骼状况。而骨三相检查，则像是局部骨骼的"三部曲"，专注于三个不同时相的显像。全身骨显像在寻找骨转移瘤方面有着广泛的应用，而骨三相检查则在诊断骨髓炎、假体松动与感染等方面大显身手。

选择哪种检查，取决于我们的检查目的。例如，对于肿瘤患者来说，如果目的是筛查是否有骨转移，那么全身骨显像无疑是最佳选择；如果想要了解局部肿瘤的情况，或者术后评估是否有复发，局部骨显像或者骨三相检查就是不错的选择；如果既想评估局部骨肿瘤的情况，又需要查看是否有骨转移，那么全身骨显像加上局部断层显像的组合检查就是最佳方案，在完成全身骨显像后，继续进行局部骨断层显像，这样的检查既全面又深入。

在选择检查之前，我们可以咨询专业的医生，或者遵循医嘱。医生会根据患者的具体情况和检查需求，给出最合适的建议。这样，我们就能确保选择到最适合自己的检查方式，为健康保驾护航。

第四节　肾动态显像

一、什么是肾动态显像？

动态显像，这个名字听起来像是某种高科技的运动捕捉技术，但实际上，它是一种静态的图像采集方法。这里的"动态"并不是指患者或机器在移动，而是指机器以设定的速度连续采集多帧影像，而患者和探头则保持静止。比如，每2秒采集一帧图像，连续采集30帧，这就是动态显像的过程。

以肾动态显像为例，这是动态显像中最常见的一种。它捕捉的是显像剂从肾实质流向肾盏、肾盂、输尿管，最终到达膀胱的整个过程。这个过程就像是一部肾脏的"电影"，展示了双肾的血流、大小、形态、位置、功能以及尿路的通畅情况。肾动态显像在显示分肾功能方面有着独特的优势（图22-7）。

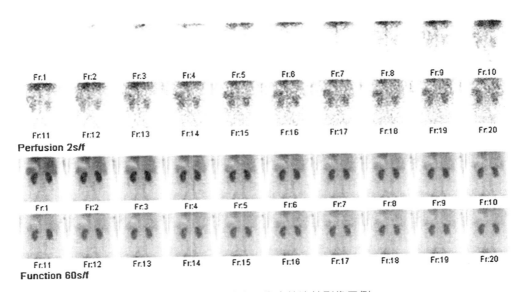

图 22-7 肾动态显像中的连续影像示例

有些人可能会把肾动态显像称为肾图检查，但这两者其实是有区别的。在核医学的早期，肾图检查使用的是肾功能测定仪，它只能测量放射性药物的放射性计数，无法形成现在的影像。肾图检查是通过连续采集设定时间点的放射性计数，绘制出时间－放射性曲线，这是一种以时间为横坐标、放射性计数为纵坐标的图表（图 22-8）。随着显像技术的发展，现在的仪器已经能够成像，显示出肾脏的形态等更多信息。而现在的肾动态显像实际上包含了肾图，这需要医生通过后处理系统对图像进行处理。

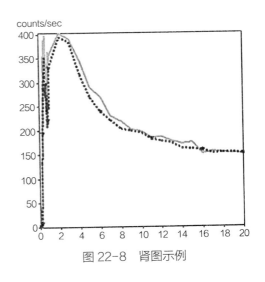

图 22-8 肾图示例

那么，我们如何了解肾功能呢？在图像和文字报告中，我们都可以找到 GFR 值，即肾小球滤过率（glomerular filtration rate，GFR）。GFR 是目前用来反映肾脏功能的一个重要指标。在图像和文字报告中，会分别显示左右肾的 GFR 值。如果您在图像中找不到 GFR 值，不必担心，文字报告中一定会显示。您只需要阅读文字报告，就能了解到肾脏的功能状况（图 22-9）。

检查报告：

肾血流灌注显像：腹主动脉上段显影后 2 秒双肾显影。

肾功能动态显像：双肾显影清晰，第 2-3 分钟放射性达累积高峰，随时间延迟，双肾放射性明显减淡。

肾图：双肾 a、b、c 段正常，C20>40%。

标准化肾小球滤过率（GFR）：左肾=55.2 正常；右肾=51.7 正常。（参考值下限为 42ml/min）

提示：

双肾血流灌注、肾功能、肾小球滤过率正常，双侧上尿路引流通畅。

图 22-9　肾动态显像文字报告中 GFR 值示例

二、我已经抽血查了肾功能，为什么还要做肾动态显像？

肾功能检查，对大家来说并不陌生，每年的体检中，我们都会通过抽血来了解自己的肾功能。有些人可能会好奇，既然抽血查肾功能既简单又方便，为什么还要进行肾动态显像呢？

这就需要我们了解一下肾脏的工作原理了。人体有两个肾脏，它们共同协作，维持着我们的肾功能。抽血检查的肾功能，反映的是两个肾脏共同工作后的总功能。但是，如果我们想要了解每个肾脏各自的功能，仅仅依靠抽血检查是做不到的。这时，肾动态显像就派上了用场。它能够直观地展示每个肾脏的工作状态，是目前查看分肾功能最好且最简单的检查方法。

想象一下，肾动态显像就像是一位肾脏的"摄影师"，它能够捕捉到每个肾脏的"工作瞬间"，让我们更深入地了解肾脏的健康状况。通过这种检查，医生可以更准确地评估肾脏的功能，为我们的健康保驾护航。所以，尽管抽血检查方便快捷，但在了解分肾功能方面，肾动态显像无疑是一种更为直观、准确的检查方法。

三、肾动态显像检查前为什么要喝水？

肾动态显像，就像是一部肾脏的"纪录片"，它记录了显像剂从肾实质流向肾盏、肾盂、输尿管，最终到达膀胱的整个过程。在这个过程中，尿液扮演着重要的"运输工具"角色，它负责搭载显像剂完成这段旅程。但是，如果身体缺水，尿液的产生就会减少，显像剂的运输速度也会变慢。这样一来，在扫描时间内，显像剂排出缓慢，可能会被误诊为上尿路引流不畅。

为了确保检查的准确性，我们需要在检查前 30 分钟内喝下 500 毫升的水，这样可以让身体充分水化，尿液的产生也会得到促进，从而准确显示上尿路引流的情况。所以，在检查预约成功后，我们需要认真阅读检查注意事项，并遵医嘱喝水。这样，我们的肾脏"纪录片"才能顺利拍摄，检查结果才能更加准确可靠。

第五节 心肌灌注显像

一、什么是心肌灌注显像？

顾名思义，心肌灌注显像就是观察心肌的"灌注"情况。心脏有四个"房间"，左心房、右心房、左心室、右心室，但在这项检查中，我们主要关注的是左心室的心肌。左心房和右心房的心肌较薄，通常不会显影；右心室的心肌虽然偶尔会显影，但影像较淡。因此，在报告中的描述通常都是关于左心室的心肌。

心肌灌注显像，就像是一面镜子，能够反映出左心室心肌的健康状况。它使用的显像剂可以被正常或有功能的心肌细胞摄取，因此，正常或有功能的心肌可以显影，而坏死心肌不显影，缺血心肌功能减低而显影较淡。这样，我们就可以区分正常心肌、梗死心肌以及缺血心肌。所以，心肌灌注显像主要用于诊断心肌梗死（图 22-10）、心肌缺血，此外，它还可以诊断心肌炎、心肌病等，还可以评估左心室室壁运动情况及收缩功能。

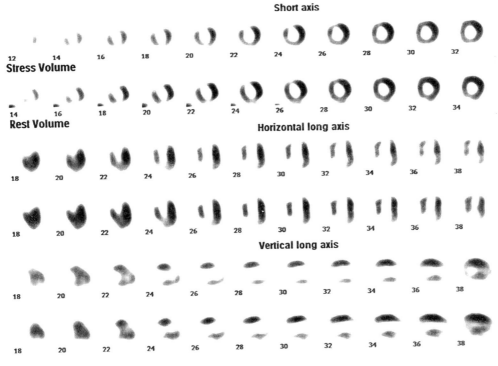

图 22-10 心肌灌注显像示心肌梗死示例

那么，为什么在做了冠状动脉 CT 之后，还需要做心肌灌注显像呢? 冠状动脉 CT 主要评估冠状动脉是否有狭窄及狭窄的程度，而心肌灌注显像则是评估心肌是否有梗死或者缺血。这两项检查的目的不同，得出的诊断结论也不同。只有两者结合，才能更全面地反映心脏的健康状况。

二、什么情况下需要做负荷心肌灌注显像?

对于可疑冠心病或心肌缺血的患者，静息心肌灌注显像就像是一张静态的照片，它可能无法捕捉到心肌缺血的微妙变化。为了更准确地诊断，我们需要让心脏"动起来"，这就需要负荷心肌灌注显像的加入。负荷心肌灌注显像就像是给心脏做了一次"运动测试"，它能够揭示运动状态下心脏的血流情况。

在运动负荷状态下，冠状动脉会扩张，血流量增加，心肌的收缩功能也会增强。正常情况下，冠状动脉的血流量在运动时会比静息时增加 3~5 倍。然而，狭窄的冠状动脉储备能力降低，血流量增加的幅度明显低于正常冠状动脉，这就导致了病变区与正常区的心肌血流量产生显著差异。这种差异在显像剂分布上也会体现出来，使得缺血病灶得以显现。

而在静息状态下，缺血病灶与正常心肌之间的差异可能不那么明显，或者只是轻度减低。因此，为了更全面地评估心脏的健康状况，对于可疑冠心病或心肌缺血的患者，需要进行负荷和静息心肌灌注显像这两种检查。这样，我们就能像侦探一样，通过对比静息和负荷状态的心脏图像，揭示出心肌缺血的真相。

第六节 肺灌注 / 通气显像

一、什么是肺灌注 / 通气显像?

肺是人体最重要的呼吸器官，主要功能是进行气体交换，吸入氧气并排出二氧化碳，维持人体正常的新陈代谢。根据肺的生理特点，肺灌注显像显示的是肺动脉的血流，肺通气显像则显示的是肺内气道是否通畅。血管和气道类似咱家的水管和天然气管道，正常情况下可以一路畅通地输送到千家万户，显像剂也应该均匀地分布在肺的每个部位（图 22-11），而当某段"管道"堵塞了，显像剂过不去，在图像上，它的远端就空了一块。因此肺摄取显像剂的区域，也就是"黑色"区域，是正常的;"白色"区域是肺不摄取显像剂的地方，这是异常的。

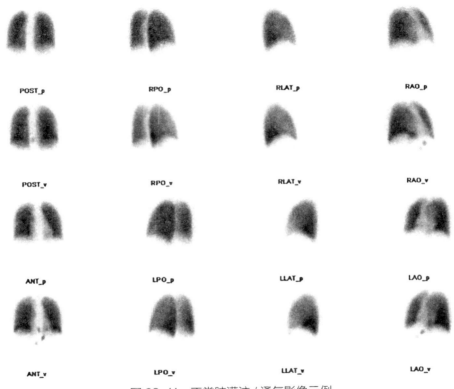

图 22-11 正常肺灌注 / 通气影像示例

当血管这根"水管"堵塞了，最常见的就是肺栓塞了，这是临床常见的一种疾病，此时肺灌注显像上会显示出异常的"白色"区域。血管这根"水管"也可能会出现变窄的情况，如大动脉炎、肿物压迫等，此时通过这段"水管"的显像剂会减少，出现"灰色"区域。

当气道这根"管道"堵塞或狭窄了，肺通气显像会显示异常"白色"或"灰色"的区域，提示通气功能异常，如气道堵塞、慢性阻塞性肺疾病等。

通过显示肺部血管及气道情况，肺灌注 / 通气显像可以用于诊断肺栓塞、大动脉炎、慢性阻塞性肺疾病等，目前应用最多的是肺栓塞的诊断、治疗后评估。

二、为什么CTPA和肺通气/灌注显像的诊断结论不一样，到底该信哪一个?

CTPA（CT Pulmonary Angiography）的中文全称是 CT 肺动脉造影，它就像是一位肺部血管的"摄影师"，它能够清晰地展示肺段以上血管的内部情况，包括管腔、腔内血栓的位置、形态以及与管壁的关系。这些信息为肺栓塞的确诊提供了直接的证据和鉴别诊断的依据。然而，CTPA 的诊断主要基于血管形态学层面，它无法判断肺栓塞导致的血流动力学变化。

与此同时，肺灌注 / 通气显像在诊断周围型肺栓塞（即亚段肺动脉以下的小血管栓塞）方面明显优于 CTPA，它能够捕捉到肺部的血流和通气情况，从而更准确地诊断出肺栓塞。而 CTPA 在诊断中央型肺栓塞方面则更为出色。当这两种检查方法联合应用时，它们可以实现优势互补，极大地提高诊断的准确性。

此外，有些患者由于对碘对比剂过敏、肾功能差、甲状腺功能亢进（甲亢）等原因无法进行 CTPA 检查。对于这部分患者，肺灌注 / 通气显像成为了最佳的选择。它不仅能够提供肺栓塞的诊断信息，而且避免了 CTPA 检查中可能出现的风险。

因此，CTPA 和肺灌注 / 通气显像就像是肺部疾病诊断的"黄金搭档"，它们不但有各自擅长的领域，联合起来还能够提供更全面、更准确的诊断结果。无论是对于肺栓塞的诊断，还是对于无法进行 CTPA 检查的患者，肺灌注 / 通气显像都发挥着至关重要的作用。

三、我可以只做肺灌注显像，不做肺通气显像吗？

肺灌注显像和肺通气显像，就像是肺栓塞诊断的"双剑合璧"，它们的联合使用能够显著提高诊断的准确率。肺灌注显像关注的是肺部的血流情况，而肺通气显像则专注于肺部的通气状况。当两者结合时，我们就能获得肺部功能和结构的全面信息，这对于诊断肺栓塞至关重要。

然而，肺通气显像并非每次检查都必须进行。对于一些病情危重的患者，他们可能无法配合吸入显像剂，这时我们可以参考与肺灌注显像同机进行的肺部 CT 图像来进行诊断。肺部 CT 检查能够显示肺部的形态结构，在一定程度上帮助我们解释患者出现肺灌注异常的原因。但它并不能完全替代肺通气显像。肺通气显像能够展示气道的通畅程度，这是 CT 检查无法提供的宝贵信息。

因此，肺灌注显像和肺通气显像的联合使用，为我们发现肺栓塞增添了一双"火眼金睛"，它们能够洞察肺部的血流和通气情况，为医生提供更准确的诊断依据。而对于那些无法进行肺通气显像的患者，肺部 CT 检查则成为其"最佳替补"，帮助医生在形态结构上做出判断。两者的结合，使得诊断更加全面和精确。

四、肺灌注 / 通气显像可以看出来肺里有没有结节吗？

肺灌注 / 通气显像，就像是给肺部做了一次深入的体检。在使用 SPECT/CT 进行这项检查时，我们通常会进行一次低剂量的非屏气 CT 扫描。这个扫描有点像是我们给肺部拍了一张"快照"，主要目的是找到肺部病变的具体位置，就像是在地图上标出每一个肺段的小坐标。同时，这张"快照"也能让我们大概瞅瞅肺部有没有什么异常的"痘痘"——也就是形态学病变。

不过，这个低剂量 CT 就像是用普通的望远镜看星星，它能发现那些较大的"星体"，也就是较大的肺结节。但是，对于这些结节的详细形态和特征，它就有点力不从心了。而对于那些小结节，或者是磨玻璃密度结节，因为检查时不是屏住呼吸的状态，它们就像是躲进了云层里，很难被我们发现。

所以，如果想要仔细观察肺结节，就像是要用高倍显微镜来研究微小的细胞一样，我们还是需要依靠专业性更强的胸部 CT 检查。这样的检查能让我们清晰地看到肺部的每一个角落，不会错过任何一个小细节。

第七节　甲状腺摄碘率测定

一、甲状腺摄碘率报告单上怎么没看到甲状腺的照片？

这个检查的名字听起来就和别的检查不太一样，别的都是什么"显像"，而这个却是"测定"。从名字上咱们就能猜到，这个检查主要是测个数值，而不是拍个片子。

碘元素对甲状腺来说非常重要，它是合成甲状腺激素的必需品。甲状腺摄取碘的速度和量，能反映出甲状腺的功能状态。我们用的碘 -131（^{131}I）这种放射性碘，和普通的稳定性碘在化学性质和生物学特性上是一样的。所以，甲状腺摄取 ^{131}I 的速度和量，也和它的功能状态紧密相关。

咱们做这个检查的时候，用的是甲状腺功能测定仪，它能够探测到甲状腺发出的伽马射线。通过记录不同时间点甲状腺的放射性计数，计算出甲状腺的摄碘率，就能知道甲状腺的功能状态如何了。检查结果通常会告诉我们摄碘功能是增高、正常还是减低。

一般来说，甲状腺摄取 ^{131}I 的速率是随着时间的延长而逐渐升高的，到了 24 小时左右会达到一个高峰。如果是典型的甲亢，因为甲状腺需要更多的碘来加速合成激素，所以摄碘率的高峰会提前出现，我们称之为"高峰前移"。但也有一些患者，虽然摄碘率增高了，峰值却并没有提前。这里得提醒您，摄碘率的高低，并不代表甲亢病情的轻重，也不能用它来判断治疗过程中病情是否好转。这个指标，咱们得结合其他检查结果一起看，才能更准确地了解甲状腺的情况。

二、昨天就吃了点儿凉拌海带，为什么今天不让我做摄碘率检查了？

做摄碘率检查时我们用的 ^{131}I，剂量其实很小，只有 2 ~ 10 微居里这么一点点。甲状腺需要处于一种"碘饥饿"的状态，才能更好地吸收这个小剂量的碘，如果甲状腺之前已经"吃饱"了碘，那它对 ^{131}I 的吸收就会变少，这样检查结果就不准了。

您吃的那些海带，还有紫菜、海鱼、海蟹等海鲜，它们都是碘的大户人家，吃下去之后会让我们甲状腺"饱得不得了"，自然就会影响检查结果了。所以，我们通常会建议您先停止吃这些含碘丰富的食物，过 2 ~ 4 周后再去做摄碘率检查。

除了食物，还有一些药物也会对检查结果产生影响，比如 CT 检查用的碘对比剂、含碘的药物、抗甲状腺的药物等。如果您用了这些药，也得根据药物的数量和种类，停用一段时间，然后再去做检查，这样，才能得到准确可靠的检查结果。

三、为什么摄碘率检查当天可以做甲状腺显像？

您可能好奇为什么在做完摄碘率试验的当天还能进行甲状腺显像。这其实是因为，这两种检查方法，虽然都和放射性元素有关，但它们发射的射线能量是不同的。

在做甲状腺摄碘率试验时，我们主要利用 ^{131}I 发射的高能伽马射线，能量高达 364 千电子伏特（KeV）。而甲状腺显像时用的放射性元素是 ^{99m}Tc，它发射的伽马射线能量只有 140 KeV。当我们选择探头的时候，会挑那种能够接收 ^{99m}Tc 这种低能量射线的探头，这样的探头对 ^{131}I 发射的高能射线就"视而不见"了。

另外，做甲状腺摄碘率试验时，我们服用的 ^{131}I 剂量非常小，小到根本不足以用来进行显像。这就好比说，我们通过一粒沙子来观察沙滩，显然是不可能的，因为沙子太小了，看不清楚。所以，尽管两种检查都用到了放射性元素，但由于能量和剂量的差异，它们并不会互相干扰，我们可以在同一天安全地进行这两种检查。

第八节 甲状腺显像

一、什么是甲状腺显像？

甲状腺显像，听起来挺专业的，但其实原理挺简单。咱们都知道，甲状腺这个器官有一种特殊的能力，那就是能够选择性地吸收和聚集碘元素。因为放射性药物中的碘和自然界中的碘是同胞兄弟，所以甲状腺组织也会把它们吸收进去，并且聚集起来。我们就利用这个特性，用放射性药物来做显像。

这种显像方法能让我们看到甲状腺的"模样"，比如它的大小、位置和形状，就像给它拍了一张照片。但更重要的是，它还能告诉我们甲状腺的"健康状况"，也就是它的功能状态如何。

甲状腺长得就像一只停在脖子前的蝴蝶，两边是左、右两叶，中间有一条细细的峡部把它们连在一起。当甲状腺显像正常时，放射性药物的分布是比较均匀的，因为甲状腺周边的组织比较薄，所以显影看起来会稍微浅淡一些。这就好比在一张白纸上轻轻画了几笔，虽然颜色不深，但足以让我们看清甲状腺的轮廓和"精神面貌"（图 22-12 ）。

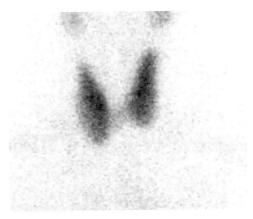

图 22-12　正常甲状腺显像

二、为什么超声报告显示甲状腺有多发结节，甲状腺显像却没看见？

甲状腺结节，这可是甲状腺最常见的"小问题"了。咱们通常会用超声来检查这些结节，它就像是用一把精细的尺子，量一量结节的回声、形态，从而判断结节的性质。但这时候，您可能会疑惑，既然超声能搞定，为什么还要做甲状腺显像呢？

这个疑问，做完甲状腺显像后可能就更深了。超声报告上写着甲状腺多发结节，但显像报告却说没发现明确功能异常的结节，这是怎么回事呢？

其实，超声和甲状腺显像，一个是看结节的"外貌"，一个是看结节的"内在"。甲状腺显像就像是在观察结节的"心情"，通过结节摄取显像剂的程度来判断它的功能状态。如果结节摄取得多，我们称之为"热结节"（图 22-13 ），就像是结节很兴奋，功能亢进；如果摄取得少，就是"凉结节"（图 22-14 ）或"冷结节"，结节比较"冷静"；如果和周围甲状腺摄取程度差不多，那就是"温结节"，结节很"平和"。

如果超声发现的结节在显像上是个"温结节"，那显像报告就会说"未见功能异常的结节"，因为它们的功能和周围的甲状腺组织差不多。

另外，超声的"视力"要比甲状腺显像好得多，它能看到毫米级别的结节。而甲状腺显像的分辨率相对较低，还是个平面图，所以一些小结节它就"看不清"了。这就导致有时候超声报告多发结节，而显像报告却说没发现异常结节，或者显像发现的结节数量少一些。

超声和甲状腺显像，一个是"外貌协会"，一个是"内心侦探"，它们各有所长，相互补充。所以，当它们的诊断结果不一致时，大家不必太担心。了解了它们的显像原理，相信您就不会那么纠结了。

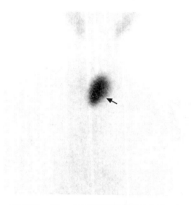

图 22-13　甲状腺显像示甲状腺
左叶"热结节"（箭头所示）

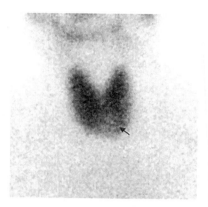

图 22-14　甲状腺显像示甲状腺
左叶"凉结节"（箭头所示）

第九节　甲状旁腺显像

　　甲状旁腺，这四个小不点，藏在甲状腺的后方，一上一下，各有一对。它们虽然体积小，但作用大着呢，主要负责合成、储存和分泌甲状旁腺激素（parathyroid hormone，PTH），是调节我们身体里钙和磷的大管家。如果 PTH 分泌多了，那就是甲状旁腺功能亢进了。

　　原发性甲状旁腺功能亢进症，大部分是因为甲状旁腺自己的问题，比如大约 80% 的情况是单个甲状旁腺腺瘤，20% 左右是甲状旁腺增生或多发腺瘤，而甲状旁腺癌则非常罕见。

　　甲状旁腺显像，是一种了解甲状旁腺功能的检查。我们用的显像剂，主要是那些功能亢进的甲状旁腺组织喜欢聚集的东西，所以只有那些功能亢进的甲状旁腺在显像中会"露面"，而功能正常的甲状旁腺则保持"隐身"。如果显像结果是阴性，那就意味着甲状旁腺功能正常。

　　这种显像方法，主要是用来找到那些功能亢进的甲状旁腺病灶的。我们常用的方法有双时相显像和断层显像。双时相显像，就是在注射显像剂后的 20 分钟和 2 小时各做一次显像，这样可以得到两个不同时间的图像，帮助医生更好地判断（图 22-15）。断层显像，就像给甲状旁腺做个 CT，能够更精确地找到病灶的位置。

　　在诊断甲状旁腺功能亢进症时，超声检查是必不可少的，但如果甲状旁腺病灶位置比较特殊，比如在纵隔里，超声就可能"摸不着头脑"。此外，超声是观察结构的，有时候并不能确定病灶是不是来自甲状旁腺。而甲状旁腺显像则是从功能角度出发，定位病灶的准确性和特异性更高。随着断层显像技术的广泛应用，我们就能更精准地找到并定性这些病灶了。

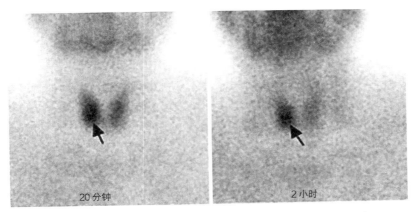

图 22-15　甲状旁腺双时相显像示甲状旁腺腺瘤（箭头所示）

第十节　消化道出血显像

消化道出血显像，顾名思义，就是用来找出胃肠道出血的地方。我们都知道，胃肠镜检查很常见，能清楚地看到胃、十二指肠、结直肠有没有出血，但小肠的出血点就不那么容易找到了。这时候，消化道出血显像就显示出它的优势了，它能够敏感、无创、长时间地观察整个肠道，特别是小肠的出血点。

咱们用的显像剂是 ^{99m}Tc 标记的红细胞。一听到要往身体里注射标记过的红细胞，有些人可能会紧张，担心是不是要抽血，还要匹配血型。其实，这个过程非常安全，我们不需要抽血，直接注射药物，它会在体内找到红细胞并给它们做上标记。这些被标记的红细胞不会伤害身体，只是为了让机器能够追踪到它们。因为被标记的红细胞不会穿过血管壁，所以它们只能在血管和血窦里，像肝、脾、肾这样含血量丰富的器官就会显影，而胃肠壁因为含血量少，基本上不会显影。

但是，如果胃肠壁有破损，出血了，被标记的红细胞就会随着血液渗出，在出血部位聚集，这样我们就能通过显像剂在局部的浓聚情况，大致判断出血的位置了（图 22-16）。

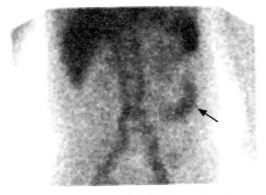

图 22-16　消化道出血显像示左下腹小肠出血灶（箭头所示）

有时候患者会问："我前几天出血，现在不出了，还能检查出来吗？"这种情况，我们会解释说，很可能检查不出来。因为消化道出血显像主要针对的是活动性出血，只有标记的红细胞从血管壁渗出，我们才能在胃肠道探测到它们。如果出血已经停止，标记的红细胞就会一直在血管内，胃肠道就不会显示出异常的放射性浓聚点，因此，也就检测不到出血的病灶。

消化道出血显像是一项非常有特色的核医学检查项目，在探查小肠出血方面有重要的临床实用价值，SPECT/CT断层融合显像可助力精准定位出血病灶。

（侯小艳　马衍鹏　李秋钰　王　蒙）